上颌骨种植骨移植技术

Bone Grafting Techniques for Maxillary Implants

原　　著　[瑞典] Karl-Erik Kahnberg
主　　译　赵信义

世界图书出版公司
西安 北京 上海 广州

图书在编版目(CIP)数据

上颌骨种植骨移植技术/(瑞典)康勃格(Karl Erik,K.)著;
赵信义译.—西安:世界图书出版西安公司,2008.8
书名原文:Bone Grafting Techniques for Maxillary Implants
ISBN 978-7-5062-9077-7

Ⅰ.上… Ⅱ.①康…②赵… Ⅲ.颌骨疾病-移植术(医字) Ⅳ.R782

中国版本图书馆CIP数据核字(2008)第059904号

Copyright of the original English language edition 2005 by Blackwell Munksgaard Publishing Company. Original title:"Bone Grafting Techniques for Maxillary Implants", by Karl-Erlk Kahnberg,Lars Rasmusson and Göran Zellin

版权贸易台同登记号25-2006-060

Blackwell Munksgaard授于世界图书出版西安公司在中华人民共和国境内的中文专有翻译、出版和发行权。未经许可,不得翻印或者引用、改编书中任何文字和图表,违者必究。

上颌骨种植骨移植技术

原　著	[瑞典]Karl-Erik Kahnberg	
主　译	赵信义	
责任编辑	邵小婷　张巧玲	
封面设计	Look.Book飞扬设计机构	
出版发行	世界图书出版西安公司	
地　址	西安市北大街85号　　邮　编　710003	
电　话	029-87214941　87233647(市场营销部)	
	029-87235105(总编室)	
传　真	029-87279675　87279676	
经　销	全国各地新华书店	
印　刷	人民日报社西安印务中心	
开　本	787×1092　1/16	
印　张	5.5	
字　数	100千字	
版　次	2008年8月第1版　2008年8月第1次印刷	
书　号	ISBN 978-7-5062-9077-7	
定　价	118元	

☆ 如有印装错误,请与本公司联系调换 ☆

作者简介

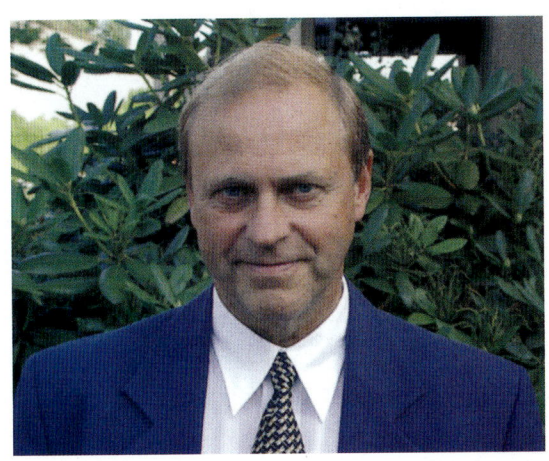

  Karl-Erik Kahnberg教授是瑞典哥德堡大学萨赫尔格雷斯卡研究院口腔医院颌面外科的主任，同时兼任哥德堡公共牙科卫生大学门诊部颌面外科小组的临床主任。

  Karl-Erik Kahnberg教授是颌外科教授，尤其擅长正颌外科。他的外科经验对于解决需要种植重建的病例提供了保障。从不同部位获取移植骨修复种植区域骨缺损是非常有意义的。Karl-Erik Kahnberg教授对于种植外科方面具有丰富的经验，论文被众多科技刊物发表。

  世界各地的牙科医生和专家非常关注与种植相关的骨移植的国际性课题。而Karl-Erik Kahnberg教授经常被邀请在这些国际性会议及研究生教育项目上作专题讲座。他现将在种植重建中骨移植方面的丰富经验汇编成书，期望能与感兴趣的外科医生共享康勃格教授颌面外科造诣。

导 言

正如过去的大量文献报告所术,使用钛螺纹种植体进行种植修复已成为一项极为重要的新方法。在种植技术开展初期,下颌骨前部是主要的种植部位,这是因为该部位在长期跟踪研究中呈现出很好的效果(Adell等,1981;Albrektsson等,1986;Arvidsson等,1998;Makkonen等,1997)。长期研究结果表明,钛螺纹种植体具有良好的稳定性和安全性。该技术日趋成熟,在其他部位植入种植体,如上颌骨及下颌骨后部,效果同样令人满意(Adell等,1990a;Lekholm等,1994)。同时市场上不断有新设计的种植体问世,而这些种植体极少有文献报道,目前螺纹种植体具有长期并可靠的文献报道。

下颌骨种植尤其是在颏孔之间种植,具可预测的效果。相比上颌骨,下颌骨种植具有良好的初期稳定性,因而可以考虑即刻植载。而在大多数情况下,初期稳定性与骨的质和量有关,在临床上很难解决。在相当长的一段时间内,骨质差骨量不足的患者被列入种植的禁忌证。然而,上、下缺损区域的骨重建技术和正颌外科技术的为骨缺损患者的种植治疗提供了可能,并衍生出各种不同的骨移植技术。

一期法是在同一手术过程中进行骨移植和种植,而二期法是先进行骨移植和重建,第二次手术时再植入种植体。根据所需移植骨量,取骨部位可从身体的不同部位选择。如果仅需少量的移植骨,可从下颌骨或上颌骨取骨,例如下颌骨联合部位、下颌角及升支、上颌结节或种植部位附近取骨。使用骨组织收集器,可以在种植部位钻孔过程中过滤出骨粉。骨替代材料或脱矿骨与自体骨材料混合后,同样一在牙槽骨重建中应用表现出良好的功能(Henry等,1996;Pinholt等,1992)。

骨移植在口腔颌面外科已应用了较长时间,可用于颌骨重建以矫正面部畸形,或用于义齿修复前的重建,也可用于创伤及肿瘤切除后的重建。移植骨用于覆盖在骨缺损上或填平缺损,呈现出良好的修复结果,而将移植骨作为(提升)扩增材料以进行义齿修复前的重建时,移植骨则出现较多的骨吸收。与种植外科相关的覆盖骨移植是最先的用于克服上颌骨的骨量不足。然而,无论其上是否配带义齿应用覆盖骨移植并不能取得绝对可靠的效果(Gordh,1998)。移植骨大多取之于髂骨嵴,最初以马蹄形截取一片或两片,对移植骨进行塑形后适合于牙槽嵴形态,并用种植体将其固定到残余牙槽嵴上。

本书主要针对对有经验的外科医生及口腔颌面外科的住院医师。书中描述了用于上颌骨严重骨量不足修复的外科技术,并附有详细的病例展示。

目 录

图片目录 IX

第一章 骨的生物学原理 1
1.1 病史 1
1.2 适应证和术语 1
1.3 骨源 1
1.4 愈合原理及成功要素 2
1.5 展望未来 3

第二章 种植体与正常骨及移植骨的整合 5
2.1 绪论 5
2.2 种植体稳定性测定 6
2.3 种植体在自体移植骨中的整合 7

第三章 移植方法 9
3.1 从髂嵴获取移植骨 9
3.2 从胫骨获取移植骨 11
3.3 从颏部获取移植骨 12
3.4 从下颌角获取移植骨 13
3.5 从上颌结节获取移植骨 15
3.6 骨收集器械 16

第四章 覆盖骨移植 17
4.1 用颗粒状骨进行较小骨移植 17
4.2 小块状移植骨 19
4.3 大块状覆盖移植骨 21

4.4 注意点 26

第五章 嵌入骨移植 27
5.1 鼻部嵌入移植 27
5.2 上颌窦移植（上颌窦提升） 29
5.3 牙槽骨冲顶提升上颌窦 42
5.4 上颌截骨插入骨移植 42

第六章 用于骨增加的骨段截骨术 51
6.1 适应证 51
6.2 手术技巧 53

第七章 用于牙槽骨增加的牵张成骨 55
7.1 适应证 55
7.2 手术技巧 58

第八章 并发症 59
8.1 移植部位 59
8.2 覆盖移植 59
8.3 嵌入移植 60

第九章 上颌重建术中的骨替代材料 63
9.1 骨替代材料 63

第十章 总结与结论 65

参考文献 67
更进一步的阅读文献 72

图片目录

图2.1　连接到种植体植入体的传感器，为了能比较不同的种植体，提出了单元种植体稳定系数（ISQ）ISQ对应于50Hz　6

图2.2　种植体与移植骨和非移植骨形成骨结合的稳定性评价　8

图2.3　同一种植体的取出扭矩值　8

图3.1　移植方法　9

图3.2　切开软组织直至髂嵴　10

图3.3　撬起髂嵴顶部，以便暴露中层表面　10

图3.4　暴露髂骨中间部分　10

图3.5　制备移植骨块　10

图3.6　松动中层块状移植骨并取出　10

图3.7　切取的块状移植骨　11

图3.8　连续皮内缝合关闭切口　11

图3.9　胫骨移植　11

图3.10　胫骨移植骨块　11

图3.11　截取块状移植骨及松质骨后的供区　12

图3.12　口腔内移植方法　12

图3.13　手术暴露双侧颏孔间区域，截取块状移植骨　13

图3.14　另一种颏部块状移植骨设计　13

图3.15　手术暴露的颏部及用环钻截取移植骨后的供区　13

图3.16　通过软、硬组织的矢状缝切口从下颌角截取移植骨　14

图3.17　从颊侧劈下块状骨　14

图3.18　下牙槽神经位于截取的移植骨的内侧　14

图3.19　从下颌角截取的移植骨和从颏部获得的环切骨　14

图3.20　用于粉碎移植骨的骨粉碎器　15

图3.21　粉碎后的移植骨　15

图3.22　用于收集钻孔过程中产生的颗粒移植骨的器具BoneTrap™ 16
图4.1　覆盖骨移植 17
图4.2　仅余留腭侧皮层的拔牙创面 18
图4.3　种植体颊侧大部分螺纹暴露 18
图4.4　颗粒状骨及在制备种植部位的过程中用器具BoneTrap™收聚的骨组织，覆盖了种植体 18
图4.5　五个月后移植骨愈合，种植体被一层成熟骨覆盖 18
图4.6　植入区边缘及鼻骨附近的种植体暴露 18
图4.7　暴露的螺纹被BoneTrap™收集的移植骨覆盖 19
图4.8　4~5个月移植区已有薄骨板覆盖种植体 19
图4.9　小块骨移植 19
图4.10　发育不全患者的骨量不足 20
图4.11　从颏部截面小块环形移植骨 20
图4.12　对移植骨塑形并用螺钉固定 20
图4.13　将收集的骨碎屑充填在覆盖移植骨周围 20
图4.14　5个月后骨愈合，移植骨已整合，骨吸收很少 20
图4.15　移植骨中植入的种植体 20
图4.16　覆盖骨移植 21
图4.17　上颌骨严重吸收的患者 22
图4.18　在进行整个上颌骨覆盖性块状骨移植之前做前庭沟切口 22
图4.19　暴露骨性上颌骨，小心翻起鼻黏膜 22
图4.20　从髂嵴下部的髂骨处获取马蹄形移植骨 22
图4.21　修整移植骨，使其各部位与牙槽嵴贴合 22
图4.22　用连接到颧骨的丙烯酸树脂扩张器轻压软组织 23
图4.23　延伸丙烯酸树脂片的后牙部位，以避免对移植区域造成创伤 23
图4.24　通过同期植入种植体可将覆盖移植骨固定到牙槽嵴上 23
图4.25　注意去除移植骨的尖锐边缘 23
图4.26　连续缝合关闭切口 23
图4.27　10天后软组织愈合 23

图4.28　位于上颌骨内的种植体　24

图4.29　移植骨及种植体的X线照片　24

图4.30　愈合6个月后的移植骨及种植体　24

图4.31　一年后作义齿修复　24

图4.32　用骨缝合法移植示意图　25

图4.33　创伤造成上颌骨右后部牙槽嵴缺损　25

图4.34　口内情况　25

图4.35　通过种植体将取自髂骨的块状覆盖移植骨固定到剩余骨上　25

图4.36　术后X线显示移植骨发生脱矿，种植体好像没有支持骨　26

图4.37　一年后可清晰看到移植骨外形　26

图4.38　牙槽嵴顶骨撑开术　26

图5.1　嵌入性骨移植　27

图5.2　鼻底部嵌入移植　28

图5.3　小心翻起鼻腔黏膜　28

图5.4　将移植骨压入鼻腔黏膜下　28

图5.5　牙槽突的骨性高度增高了5~6mm　28

图5.6　鼻部嵌入移植联合薄牙槽嵴覆盖移植　28

图5.7　局部上颌窦提升　30

图5.8　口内X线显示16号牙拔除后剩余骨高度　31

图5.9　手术暴露牙槽嵴　31

图5.10　开窗，同时顶起上颌窦黏膜并植入种植体　31

图5.11　拔除第二前磨牙后拔牙部位的X线片　31

图5.12　X线片显示的种植体位置　31

图5.13　术后一年，X线片显示移植骨的改建　31

图5.14　翻起黏骨膜瓣，去除靠近上颌窦黏膜的骨组织　32

图5.15　植插入的种植体将上颌窦黏膜顶起　32

图5.16　将由BoneTrap™收集的骨材料充填到种植体暴露部分的周围　32

图5.17　种植体植入后的X线片，种植体的一半位于上颌窦腔内　32

图5.18　4个月后切开进行基台连接，可见骨愈合令人满意　32

图5.19　一期移植　33
图5.20　翻起上颌骨后部黏骨膜瓣，按照开窗技术用圆钻截骨　34
图5.21　翻起上颌窦黏膜，使开窗处骨形成部分骨折　34
图5.22　翻起开窗处骨及上颌窦黏膜，为移植骨形成上颌窦　34
图5.23　将从髂嵴处取得的移植骨（皮质骨及松质骨）充填到隐窝处，并植入种植体　34
图5.24　移植骨和种植体与上颌窦黏膜及开窗情况的关系　34
图5.25　缝合组织瓣。注意切口位于牙槽嵴腭侧　34
图5.26　6个月后骨愈合　34
图5.27　二期方法　35
图5.28　上颌左侧后牙缺失的患者　35
图5.29　全口曲面断层片显示左侧上颌窦骨量不足　35
图5.30　用从髂嵴获取的移植骨进行上颌窦提升。采用骨缝合法将移植骨固定。按覆盖移植情况开窗　35
图5.31　软组织未完全愈合　35
图5.32　X线显示的骨移植物的位置　36
图5.33　断层X线显示增加的骨量　36
图5.34　愈合4个月后　36
图5.35　在移植骨内利用外科导板进行定位　36
图5.36　位于移植骨中的种植体断层片　37
图5.37　X线片移植骨骨量充足　37
图5.38　最终的修复效果　37
图5.39　用于上颌窦提升术的骨窗位于右上颌后部　37
图5.40　在骨窗之下形成一空隙，上颌窦黏膜在骨窗顶部　37
图5.41　将颗粒状移植骨充填至骨窗下方　38
图5.42　愈合4个月后将种植体植入　38
图5.43　连接到右上颌后部种植体的桥修复体　38
图5.44　上颌骨右后部X线片显示上颌窦腔占据牙槽突的程度　38
图5.45　断层X线照片显示剩余骨量　39

图5.46　移植骨就位并结扎后的断层X线片　39

图5.47　全景X线照片显示移骨植重建了右侧后部上颌骨　39

图5.48　4个月后移植材料的骨性融合　40

图5.49　种植部位的预备及导向钉　40

图5.50　植入移植骨内的种植体　40

图5.51　有4个种植体支持的桥修复体　40

图5.52　X线片显示种植体的位置　40

图5.53　上颌骨右侧后部的骨窗　41

图5.54　骨窗的不全骨折及翻起上颌窦黏膜　41

图5.55　取自右下颌角（皮质骨）的移植骨充填在骨窗及上颌窦黏膜下。以骨缝合术缝合移植材料　41

图5.56　用颗粒状骨充填皮质移植骨下的间隙　41

图5.57　通过缝合将移植骨固定　41

图5.58　以截骨技术进行上颌窦冲顶　42

图5.59　上颌截骨术　43

图5.60　上颌骨重度萎缩　43

图5.61　标记前庭切口　43

图5.62　翻起黏骨膜瓣，暴露鼻（注意鼻腔底与牙槽嵴处于同一水平）　44

图5.63　将严重吸收的菲薄上颌骨向下折断，暴露上颌窦腔和鼻腔底　44

图5.64　将从髂嵴获取的移植骨放入上颌窦腔及鼻腔底，并用骨缝合法固定　44

图5.65　将上颌骨向前、向下调整位置，并用两片钢板在鼻孔两侧分别固定　44

图5.66　连续缝合关闭前庭切口　44

图5.67　两周后软组织愈合　44

图5.68　术前头颅侧位片　45

图5.69　植骨及上颌骨前徙后头颅侧位片　45

图5.70　向下折断的上颌骨中的植骨及骨缝合　45

图5.71　在鼻腔两侧用钢板固定移植后的上颌骨　45

图5.72　全景X线照片显示重度吸收的上颌骨　45

图5.73　头颅侧位片进一步说明上颌骨骨量不足及患者为反𬌗　45

图5.74 经过Le Fort I型截骨术、插入骨移植及上颌前徙后的头颅侧位片 46

图5.75 骨移植愈合4~5个月后的临床照片 46

图5.76 移植手术后全景X线照片 46

图5.77 上颌骨植骨后植入种植体 46

图5.78 前徙的上颌骨的头颅侧位片，上颌骨内植有种植体 46

图5.79 高种植体位置全景X线照片 47

图5.80 上颌剩余牙列患有进展性牙周病及龋病的患者的全景X线照片。注意前牙的创伤性缺失 47

图5.81 头颅侧位片显示患者反𬌗，部分原因由创伤性损伤引起 47

图5.82 上颌前徙截骨术及插入骨移植后的情况 47

图5.83 种植桥修复 48

图5.84 种植修复后全景X线片 48

图5.85 义齿修复后的临床情况 48

图5.86 上颌骨几乎完全缺如的病例。头颅侧位X线片显示严重后缩的上颌骨 49

图5.87a X线断层片显示上颌窦腔下骨质缺如 49

图5.87b 骨移植后同一个位置的X线片 49

图5.88 骨移植后的全景X线照片 50

图5.89 骨移植后的头颅侧位片显示垂直关系得到改善 50

图5.90 义齿修复后的患者 50

图5.91 桥体修复后的临床照片 50

图6.1 骨段截骨术 51

图6.2 上颌前牙区域创伤性损伤所致牙齿及牙槽骨缺失 51

图6.3 全景X线照片情况 51

图6.4 采用前庭切口，暴露牙槽突，并对缺牙部分进行骨段截骨术 52

图6.5 将从颏部切取的移植骨填入截骨间隙中，以增高牙槽嵴 52

图6.6 头颅侧位片显示骨移植部位 52

图6.7 升高的牙槽嵴植入种植体 52

图6.8 用从器具BoneTrap™收集的骨组织填平骨表面 52

图6.9 全景X线照片显示种植体就位情况 53

图6.10　患有纤维发育异常的患者，其上颌后部无牙区已经增高，妨碍了骀修复 53

图6.11　全景X线照片显示下颌牙列与对颌牙槽嵴间已无间隙 54

图6.12　通过手术将骨段向内突入，并植入种植体 54

图6.13　同时进行骨移植的骨段截骨术 54

图7.1　骨牵张 55

图7.2　创伤所致牙齿缺失及骨缺损患者的临床情况 55

图7.3　做前庭切口并暴露牙槽突 55

图7.4　用薄刃摆锯进行部分截骨 56

图7.5　用薄钢板（制动板及牵张板）固定被截骨及牙槽突基部。将牵张螺丝旋入并穿透截骨断 56

图7.6　愈合期后临床情况 56

图7.7　牵张一周后被截骨断升高 56

图7.8　牵张后最终情况 56

图7.9　植入种植体 56

图7.10　X线照片显示种植体情况 57

图7.11　桥体修复后 57

图7.12　牵张前的X线断层照片 57

图7.13　X线断层照片显示牵张成骨7~8mm 57

图7.14　骨牵张技术 58

图8.1　大面积覆盖移植骨部分暴露。二期愈合过程中有部分移植材料缺失 60

图8.2　义齿性创伤导致愈合帽及种植体部分暴露 61

图8.3　与上颌窦移植后牙槽嵴切口裂开 61

图8.4　上颌窦提升术后上颌窦炎，伴有瘘口形成 61

图8.5　上颌窦移植骨分离 61

图9.1　种植体植入后周围骨量不足的患者 63

图9.2　Bio-Oss® 颗粒被用来改善稳定性，并增加牙槽嵴宽度 63

第一章 骨的生物学原理

1.1 历史

骨缺损的修补及修复历史悠久。早在公元前3000年印加史前的外科医生就使用金和银的板及薄片作为移植材料来修补颅骨上的钻孔。环钻术是已知最古老的外科发明,它用于去除颅骨上的圆环形骨。Philip Von walter博士因第一个使用自体移植骨修复颅骨环钻术后的骨缺损而于1821年获得荣誉。术语"自体移植骨"意味着在同一个体内将骨组织从一个部位移植到另一部位。自从1920年以来,骨移植已成为一项常用的外科技术。

1.2 适应证和术语

当有如下需要时可以考虑使用移植骨:替换缺失骨、促进骨的形成、以便修复其外形及功能。在上个世纪,已有许多种类的材料被用于和被试用于替换缺失骨,例如:库骨(同种异体移植骨,来自同种属许多个体的骨)、异种移植骨(来自其他种属的骨)、陶瓷(如羟基磷灰石)、金属、珊瑚及塑料。然而,新鲜自体松质骨及皮质骨仍然是当今应用最广泛的材料,并且在骨移植及其他骨再生方法中被认为是"金本位"(译者注:金本位是以黄金为本位货币的货币制度,在此意指"基准"。)与同种异体移植骨及异种移植骨相比,自体移植骨具有优越的成骨能力,而且由于来自患者自身体内,因此被排斥的风险被减至最小。

1.3 取骨部位

用的最多的供骨部位是髂嵴。该部位一般可为颌面部各种不同重建目的提供足够量的皮质骨和松质骨。其他部位尽管不常用,但也可供骨,如胫骨、腓骨及肋骨。当只需要少量骨时,可从颏部或下颌骨升支前面取骨。但是,这两个部位只能提供密质骨。

骨移植物有两种类型：游离血管化骨（即移植骨有血管与植入部位血管相连）和游离非血管化骨。血管化移植骨具有较高的存活机会，但另一方面，这一类型骨移植更费时，造价更高。

1.4 愈合原理及成功因素

骨移植术的成功取决于许多因素。其中首要的是移植骨本身的生物学活性，也就是活细胞数量及其细胞产物，包括储存于基质中的蛋白质；第二个因素是移植骨植入部位组织成骨的能力；第三个因素应当是移植骨支持及促进宿主植入部位周围组织所形成的新骨的生长。非血管化移植骨也完全依赖于植入部位周围组织来血管化。

另一个影响移植成功的重要因素是植入部位的力学性能。移植骨与宿主组织间界面处的反应可危及随后移植骨的再血管化。综合起来，骨移植的成功取决于具有一定顺序的细胞、生物化学及生物力学的行为。如果这一连续行为中的任何一个出现问题，或者发生顺序出现问题，则移植骨就不会成活。

在移植骨融合过程中，这些活动的发生顺序与骨折愈合过程相仿。骨折和骨移植都导致了局部血管的损伤，伴随着出血及血肿形成。血肿的形成激活了血液凝固系统，随后血凝块纤维化。在随后的7d内，将出现炎性反应，表现为嗜中性细胞、淋巴细胞及浆细胞浸润地急性炎性过程。也可观察到一些新生血管向其内生长。

在骨移植后第一周的后几天，一种并行进程将开始：血凝块机化并转化为纤维性肉芽组织，后者将移植骨与受体骨结合。肉芽组织也吸引诸如巨噬细胞及多核巨细胞这样的吞噬性炎性细胞，以及破骨细胞，以去除死骨及碎屑。

在骨移植后的前两周，对于移植的皮质骨及松质骨的反应差异较小，主要差异表现在再血管化。移植松质骨可全部或至少部分在植入后数小时内再血管化，主要是由于损伤的宿主血管与移植骨血管间的吻合，当然也因为开放的骨髓腔整个都发生了再血管化，其中多位于松质骨。移植松质骨完全的再血管化可在两周内完成。相比之下，移植皮质骨的再血管化要慢得多。两周时，移植皮质骨内因破骨细胞的作用而形成穿透性通道，使得随后的新生血管可向其内生长，这一生长过程在第六周将逐渐停止。

由于破骨细胞会造成穿透性通道，所以移植的皮质骨的物理强度大约只有受区骨强度的50%。至少在移植后的第一年，植入骨的强度仍将下降。随后移植骨的强度会变得与受区骨组织一样。移植皮质骨颗粒并非全部被受植部位的宿主骨替代，但是，在移植后的第一年内移植的松质骨将被新生骨所取代。

1.5　展望未来

在过去的二十年间，组织工程和组织再生取得了长足的发展（参见Zellin1998年的综述）。基因技术使得我们能够确定骨形成及转化中涉及的生长因子及其他蛋白质的成份顺序。骨形成蛋白（BMPs）是一组蛋白质，它们本身能够再生骨骼组织并可在动物及人体内诱导新骨形成。BMPs和其他可能有关的生长因子是蛋白质，因此需要一种载体蛋白来激活其植入组织后短时间失活。该载体必须设计成能间断地释放蛋白质，随后能相对快地降解，并且尽可能地不引起组织反应。符合这些要求的载体目前尚未发现，但是，当这一载体可能实现时，这一新技术可减少对骨移植技术的需要，进而减少供区并发症和患者不适的风险，并且可减少费用。

第二章 种植体与正常骨及移植骨的整合

2.1 绪论

当种植部位预备好，外科创伤会引发程序性的愈合反应，其目的是通过新骨形成、改建及成熟来完成创伤修复。种植体的植入会在植入部位形成血肿，血肿会启动凝血反应。在钻孔及插入种植体过程中产生的骨碎屑沉积在种植部位周围，随后巨噬细胞及多核巨细胞将包围这些碎屑，或者被新骨覆盖。数周后，在种植体附近及稍远的骨髓腔有编织骨形成。一项用小鼠做的研究表明，编织骨将在3~4周内逐渐改建为成熟的板层骨（Nanci等，1994），而在人类，这一过程需要数月时间。

Sennerby及其同事（1993）研究了骨组织对非负载螺钉形钛种植体的早期反应。按照预定计划，在植入后第3d、7d、14d、28d、42d、90d及180d分别处死动物，以便制取组织切片。植入后第3天，可见间叶细胞迁移至损伤区域，细胞反应明显。植入后第7天，种植体表面常可见多核巨细胞。在种植体表面附近的内膜骨表面及骨髓腔相应的胶原基质中可见编织骨形成。随着时间推移骨量逐渐增加并接近种植体表面，以填充种植体的螺纹内，与此同时，多核巨细胞逐渐减少。界面的改建似乎在90d完成。

大多数关于骨-钛界面超微结构的研究表明，在钛植入物表面有一层未矿化或部分矿化带将钛与骨分开（Albrektsson等，1982，1985；Linder等，1989；Sennerby等，1992；Nanci等，1994）。尽管这一结构厚度因不同的研究而不同，但一般少于500nm。这样，关于骨-钛界面及其他生物相容的金属的超微结构研究表明，这些种植体的稳定性与其说是由于骨与金属间的真正结合所致，倒不如说是两者之间的力学强度所致。

针对骨组织对表面设计改造的钛种植体的反应的研究很多。其中一些研究表明，随着种植体表面粗糙度的增加，骨-种植体间的接触越紧密（Buser等，1991；Goldberg等，1995；Gotfredsen等，1995）。Wennerberg（1996）和Rasmusson等.（2001）认为一定程度的表面粗糙可形成更紧密的骨-种植体接触，而太光滑或太粗糙的表面会导致较差的整合。

对临床取出的种植体的组织学研究表明，在口腔内咀嚼使用1～16年后骨-钛种植体有大量接触，并且种植体螺纹内充满骨组织（Albrektsson等，1993）。这些种植体的界面由骨（大约85%）和骨源性软组织构成，这也许反映了正常骨组织的形态学。

移植骨的融合及种植体的整合都是复杂的愈合情况，这必定导致改建的移植骨与种植体间的直接接触。与正常骨相比，由于微循环的中断及细胞的快速死亡，在移骨的游离的部位为种植体预备可能不会诱导修复过程。为评价及理解种植体在这种复杂愈合情况下的整合，诸如稳定性测定及组织结构这样的参数是关键。

2.2 种植体稳定性测定

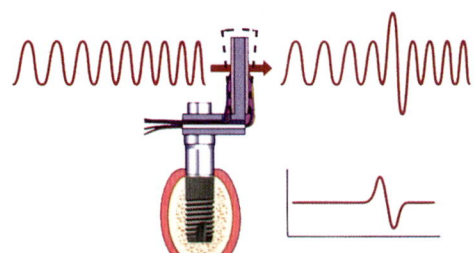

图 2.1 连接到种植体植入体的传感器，为了能比较不同的种植体，提出了单元种植体稳定系数（ISQ） ISQ对应于50Hz

测定骨-种植体接触程度及充满种植体螺纹内骨量的组织形态测量学是描述种植体稳定性的一种方式。然而，这种评价方式很难从患者那里获得，因此很少使用。Meredith及其同事研究出一种用于测量种植体稳定性的成功技术(1996a)。将一个小型传感器固定到种植体上，然后测定共振频率，共振频率取决于传感器-种植体-骨复合体的刚度及传感器至骨-种植体开始接触处之间的距离。用共振频率分析(RFA)表明，随时间的延长，种植体的稳定性是增加的，这可能是骨-种植体界面刚度增加的原因，而这又是骨形成、改建及成熟的结果。

用于评价骨整合的另一项技术是移动扭矩试验，该技术是以剪切方式测定界面强度，而RFA方法更多地是弯曲试验。这两种方法相互间只是部分相关，而非完全相关。例如，O'Sullivan等(2000)使用上述方法比较了具有不同表面粗糙度的螺纹种植体的稳定性。植入12周后,他们用RFA未发现初期移定性与次级稳定性间有差异，但用取出扭矩试验时，粗糙的种植体比机加工的种植体需要更大的扭矩。这一差异可通过这样的事实来解释：RFA测定的是边缘的骨支持，要求测定部位与对照部位相似，而取出扭矩试验取决于界面相互嵌合的程度，这又受到种植体表面性状的极大影响。在临床研究中，用于稳定性测定的唯一可重复、非侵入技术是RFA。

2.3 种植体在自体移植骨中的整合

实验研究表明，钛种植体能与颗粒状移植骨及块状移植骨整合。Albrektsson (1980a,b) 在兔子体内使用了一种特制的钛种植体，以在体观察移植骨的愈合情况。在观察期内的反复检查表明，在肉芽组织及皮质骨内的新生血管的长入随时间变化很大。在松质骨中的最大速度为每天$0.4\sim1.2$mm，而皮质骨内的最大速度为每天$30\sim40\mu$m。因此，可以预测皮质骨的吸收程度比松质骨要高。然而，当使用皮质-松质移植骨并且以皮质层面对骨膜时，可以预料皮质层能抗拒因软组织的侵入所致的移植骨塌陷，因此皮质层能保持原有体积，并起着骨整合模板的作用。

Smith和Abrahamson (1974) 在兔子体内使用双皮质髂骨覆盖移植及覆盖颅顶骨移植法，结果表明双皮质髂骨移植物尚存在有活力的表面骨，而松质骨移植后3个月被吸收。实验观察到皮质表层变薄，植入骨也变小了。另一方面，在同一时期颅顶骨移植物厚度增加。一年后这一差异更加明显。解释这一差异的一种理论认为，当承受诸如应变或应力这样的功能性作用力时，来自于肋骨、胫骨及髂骨的骨组织能更好地保持其钙化的基质。当用作移植骨时，与颅顶骨移植物相比，这样的骨可能会失去更多的钙化基质，而颅顶骨移植物中钙化基质的保持并不依赖于功能性负载的刺激。

Neukam等 (1989) 和Lew等 (1994) 通过实验观察到，当使用同期植入法时，覆盖性髂骨移植物与Branemark种植体间有直接接触。Neukam等 (1989) 使用下颌骨前磨牙被拔除的微型猪进行实验。3个月愈合后在牙槽嵴上形成缺损，然后将髂嵴游离移植物植入到缺损部位，并用种植体固定。结果在受植区和移植骨部位均见到骨与种植体的直接结合。Lew等 (1994) 在狗体内也使用移植骨与种植体同时植入法，比较了种植体在皮质-松质块状移植骨内与在皮质-松质颗粒状移植骨内的整合情况。作者发现，与颗粒状移植骨相比，块状移植骨与种植体的直接结合程度更高，而且骨密度也更大。他们认为，与颗粒状移植骨相比，钛种植体的骨整合在块状移植骨中形成的更快。

在一项实验研究中，Shirota等(1991)研究了同时及延期植入羟基磷灰石涂层种植体到游离骨移植物内的效应，观察到延期植入种植体可获得更高程度的骨-种植体结合。Rasmusson等(1998)研究表明，钛种植体与覆盖移植骨同时植入兔胫骨后，种植体与移植骨形成骨整合。用共振频率分析法及取出扭矩法测定表明，与未同时骨移植的对照组相比，和移植骨同时植入钛种植体的稳定性更大。

在另一项研究中，由于使用完全相同的兔子模型和技术(RFA)才使比较钛种植体与覆盖移植骨同时植入及延迟植入成为可能。当在植入种植体前先进行骨移植一段时间时植入种植体后，种植体的稳定性高于与覆盖移植骨同时植入的种植体。

只有少量的临床报告研究了种植体和自体移植骨的组织结构。Nystrom等(1993b)报告了一位在上颌骨同时进行覆盖骨移植及6个钛种植体的患者的组织结构，这位患者在植入后4个月死亡。这一取之髂嵴的移植骨呈现出吸收的症状，但也有新生骨形成的区域。在移植骨与种植体间只有片状的接触，而大部分的界面由软组织组成。然而，所有的种植体临床上看起来是稳定的，正如验尸时所证实的那样。在Piatelli等报告的病例中，某一下颌骨因中断性缺损而移植骨，植骨后8个月在植骨处植入种植体，在种植体负载后10个月取出观察，发现在界面有成熟骨。

Jensen及Sennerby(1989)研究了将微型钛种植体与自体移植骨或外源性材料同时放入增大的上颌窦腔后的组织学变化。很明显，与使用同种异体骨相比，应用自体移植骨并同期植入种植体放入的种植体，在愈合6~12个月后呈现出更高程度的骨-种植体结合。这些作者也认为，不论愈合时间及移植物类型，同时进行骨移植的骨-种植体接触程度较低。在使用同种异体块状移植骨和牙种植体时，分段模式似乎更可取。

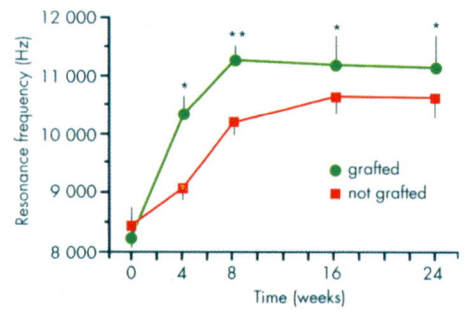

图2.2 种植体与移植骨和非移植骨形成骨结合的稳定性评价

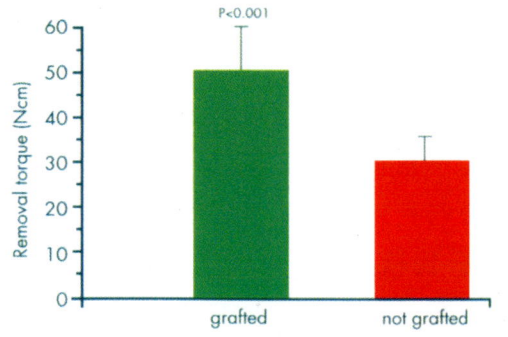

图2.3 同一种植体的取出扭矩值

第三章 移植方法

3.1 从髂嵴获取移植骨

3.1.1 适应证

这一方法适合于需要大量移植材料的情况,可以提供充足的皮质骨和松质骨,以修复严重吸收的上颌骨,或者用于双侧上颌窦提升术,也可与鼻部嵌入术结合,能够获取所需体积及形状的块状移植骨及颗粒状骨。

3.1.2 技术

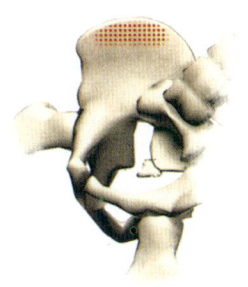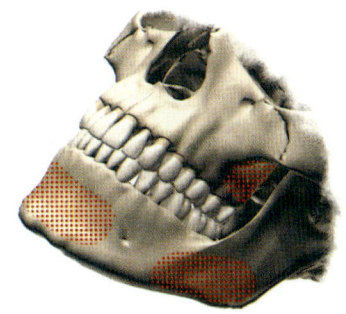

图3.1 移植方法

切口线位于骨嵴的侧面,切口长度根据取骨量的多少在5~15cm范围内。钝性分离皮下肌肉及脂肪组织,至覆盖髂嵴的骨膜。穿透骨膜至骨内作一局部切口,翘起骨嵴的表面部分。将骨盖内侧面翻开,暴露其下的髂骨中间部分,然后在切口起止间区域截取所需体积的骨组织。必须注意不要截取全厚髂骨,除非全厚髂骨移植骨很重要,必须截取。取骨后将骨盖复位,恢复髂嵴的原有解剖外形。当然,移植骨也可从髂嵴侧面获取,而且一些外科医生也将髂嵴包括在移植骨中。然而,从经验来看,术后问题与移植过程中所用技术密切相关。创伤越小的方法,解剖结构恢复的就越好,当然也就降低了术后并发症的发病率。

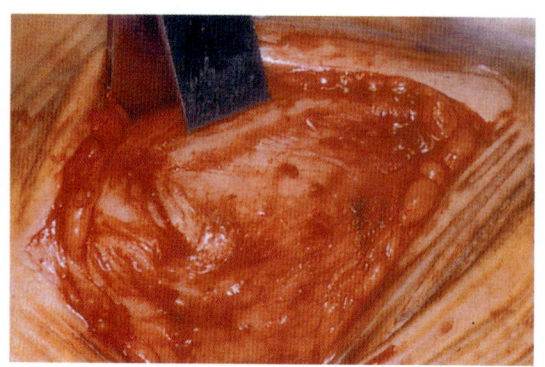

图 3.2 切开软组织直至髂嵴

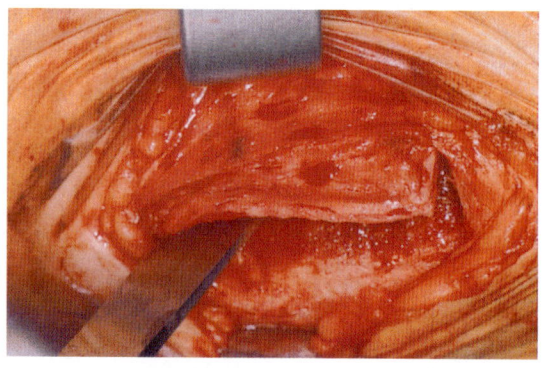

图 3.3 撬起髂嵴顶部,以便暴露中层表面

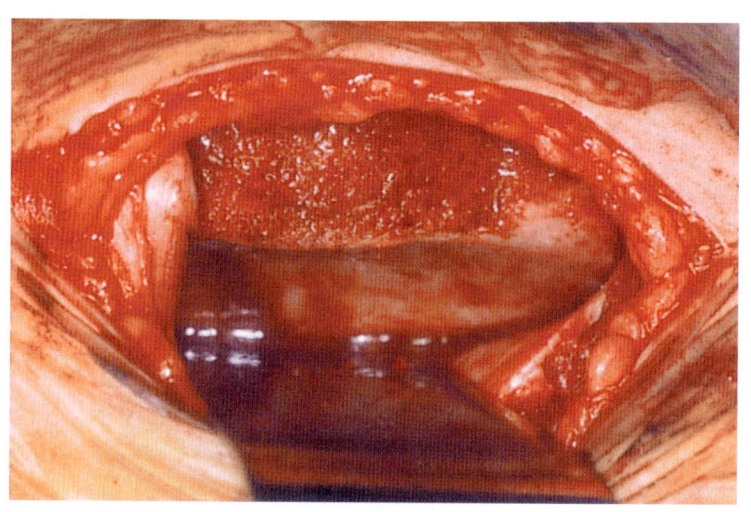

图 3.4 暴露髂骨中间部分

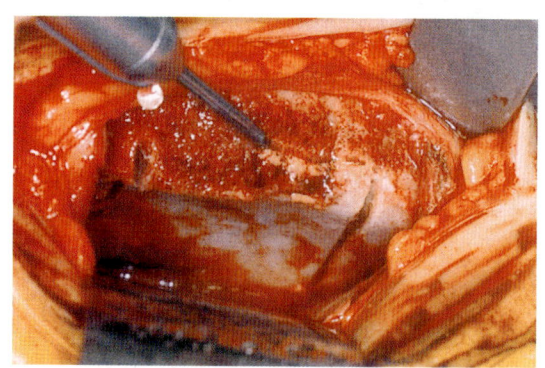

图 3.5 制备移植骨块

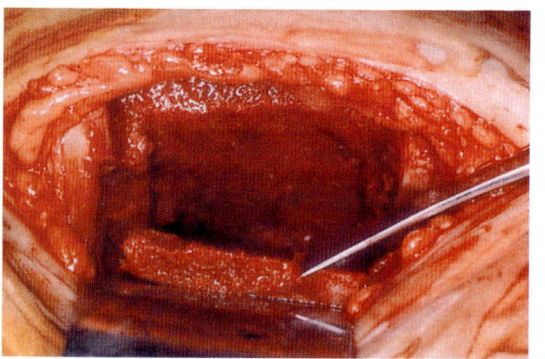

图 3.6 松动中层块状移植骨并取出

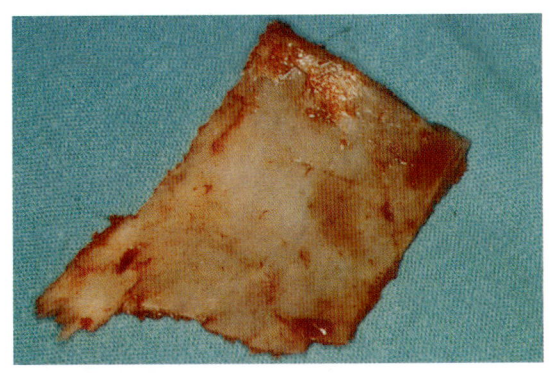

图 3.7 切取的块状移植骨

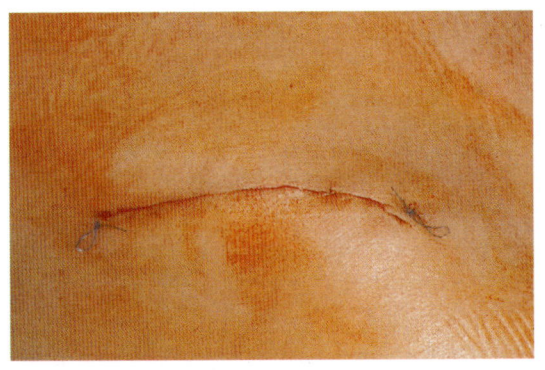

图 3.8 连续皮内缝合关闭切口

3.2 从胫骨获取移植骨

3.2.1 适应证

由于胫骨的解剖特点及其松质骨的自然特性,只能获取有限体积的移植材料供移植用。该方法适用于单侧上颌窦提升术,或者用作覆盖移植材料。

3.2.2 操作方法

在胫骨前面的皮肤上作半环形切口,翻起皮肤和骨膜瓣,暴露骨面。用圆钻或Lindemann钻及骨凿截取一块长方形皮质骨,将其翻起以便为获取骨髓腔中的松质骨开辟通道。该部位松质骨质很好,脂质含量少。最后将骨膜和皮瓣小心复位。术后患者会感到疼痛一段时间,应当告知患者在术后第一周不要用患肢承受太大的重量,否则易出现一些术后问题。

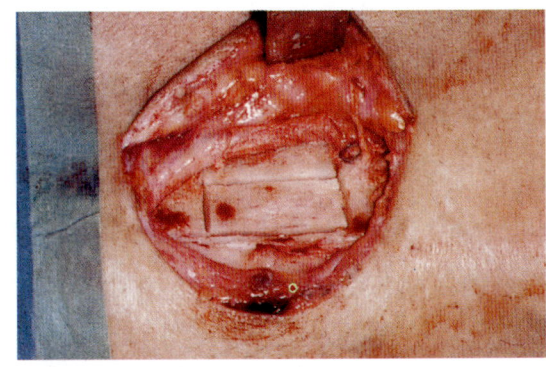

图 3.9 胫骨移植

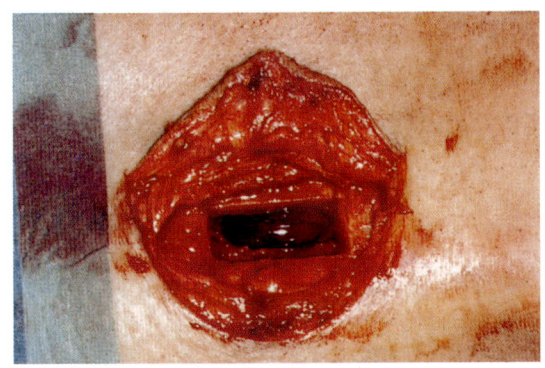

图 3.10 胫骨移植骨

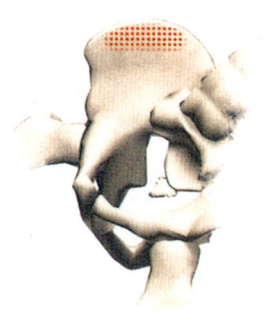 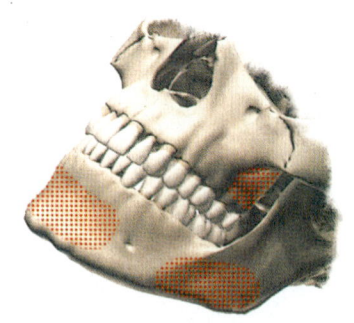

图 3.11 截取块状移植骨及松质骨后的供区　　图 3.12 口腔内移植方法

3.3 从颏部获取移植骨

3.3.1 适应证

由于可获取的骨量有限，这种移植大多用于单侧上颌窦提升或者薄嵴加宽的覆盖移植。

3.3.2 操作方法

颏部联合区域是取骨部位，在前庭黏膜处做切口时应注意颏神经可能横贯这一区域。钝性分离颏肌至骨膜，然后水平方向切开骨膜，翻开软组织，暴露骨面，可以从一侧颏孔处开始，至另一侧颏孔。用球钻或Lindemann钻截取一块长方形区域，深至骨髓腔。然后，用可吸收缝线逐层缝合骨膜及肌肉，关闭软组织，最后连续缝合黏膜。

尤其需要注意的是是截取的区域不要太靠近前牙根尖，边缘至少离根尖5~10mm，以确保牙齿活性，同时也要避免触及下牙槽神经前支，否则会导致创伤性神经痛或麻木。取骨的下缘应位于下颌骨下缘之上至少2mm。

从这一区域只能获得非常有限的松质骨，且皮质骨非常坚硬。但是，如果有必要，可以粉碎。此处移植骨的外形适合在上颌窦开窗处就位或用于颊侧覆盖移植。患者术后一段时间常伴有疼痛及某种程度的不适。

第三章 移植方法

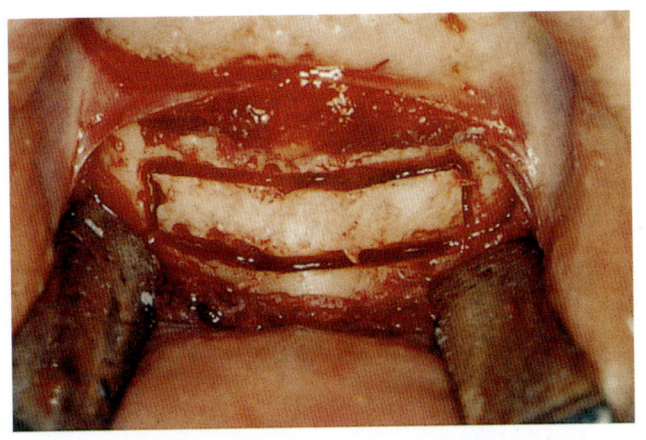

图 3.13 手术暴露双侧颏孔间区域，截取块状移植骨

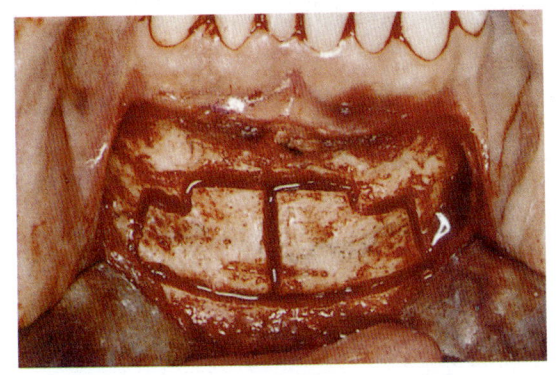

图 3.14 另一种颏部块状移植骨设计

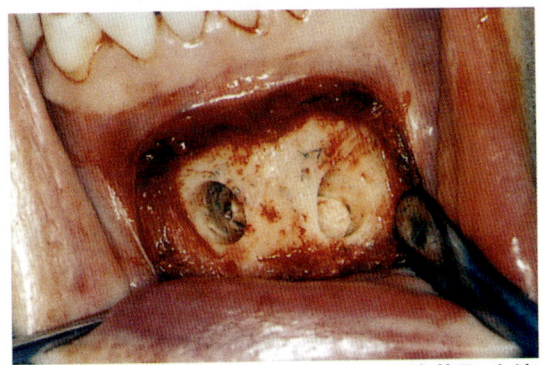

图 3.15 手术暴露的颏部及用环钻截取移植骨后的供区

3.4 从下颌角获取移植骨

3.4.1 适应证

这种移植骨可用于单侧上颌窦移植术，有时也用于双侧上颌窦移植术。既可以块状骨形式获取，也可以颗粒状骨形式获取。尽管从此处可获得比颏部更多的移植材料，但对移植骨的尺寸有限制，而且从这一区域几乎不能获取松质骨。

3.4.2 操作方法

在牙弓侧面做黏骨膜切口，切口离牙齿远中附着龈2mm，以便缝合。切口与矢状劈开术完全一样。小心翻开组织瓣，暴露侧面骨面。估计取骨范围，用Lindemann钻垂直钻入骨内以形成移植骨边缘，然后做水平向切口以完成切骨，要特别小心，不要使钻头进入中心髓腔；另一边缘切口位置应尽可能地低，以确保不接近下牙槽神经，切割区域应扩展至2~3cm，靠近颌骨下缘。用直凿小心地

13

将骨块劈下，避免影响下槽神经。应当注意的是，有时下牙槽神经管位于皮质骨内，必须在取骨前分离。

取下移植骨块后，用连续缝合法关闭软组织。在这一过程中患者会有一点不适，但是经常反应术后有严重的肿胀。

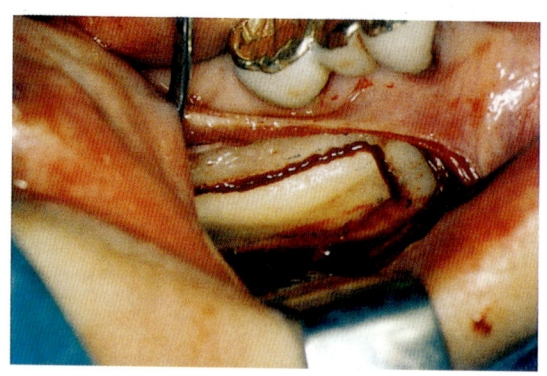

图 3.16 通过软、硬组织的矢状缝切口从下颌角截取移植骨

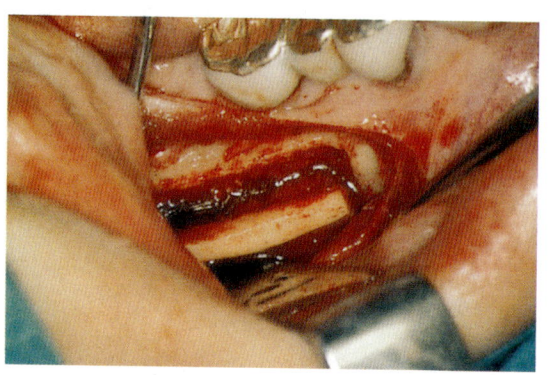

图 3.17 从颊侧劈下块状骨

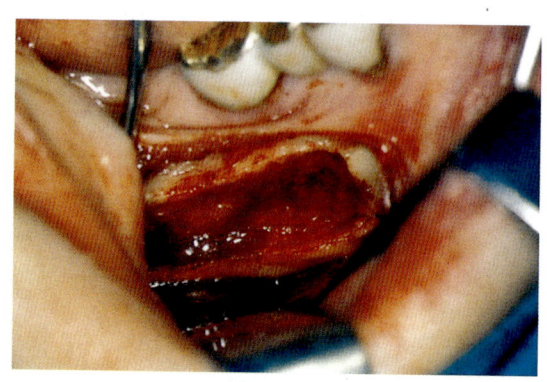

图 3.18 下牙槽神经位于截取的移植骨的内侧

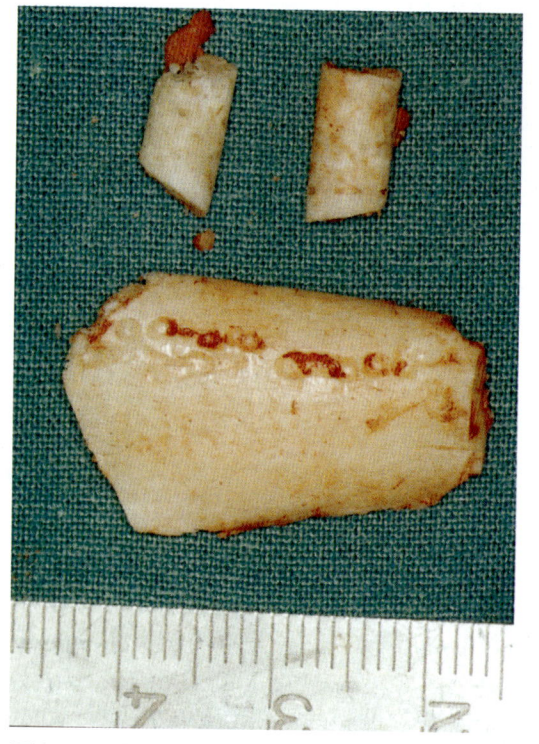

图 3.19 从下颌角截取的移植骨和从颏部获得的环切骨

3.5 从上颌结节获取移植骨

3.5.1 适应证

这一方法只适用于一些不需要皮质骨的非常有限的移植,有时该法也适用于单侧上颌窦提升,但它较为典型地是用于充填微小缺损及覆盖暴露的种植体螺纹。

3.5.2 操作方法

在上颌结节顶部做切口,同时在磨牙区颊侧作松驰切口。从颊侧及腭侧翻起软组织,暴露上颌结节;上颌结节组织常常存在的脂肪变性,可用骨剪切除,但应注意不要太接近相邻牙齿;修整软组织后间断缝合关闭创口。这一过程中患者几乎没有什么不适。

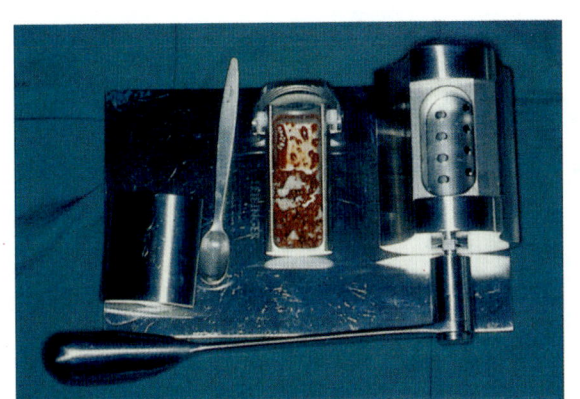

图 3.20 用于粉碎移植骨的骨粉碎器

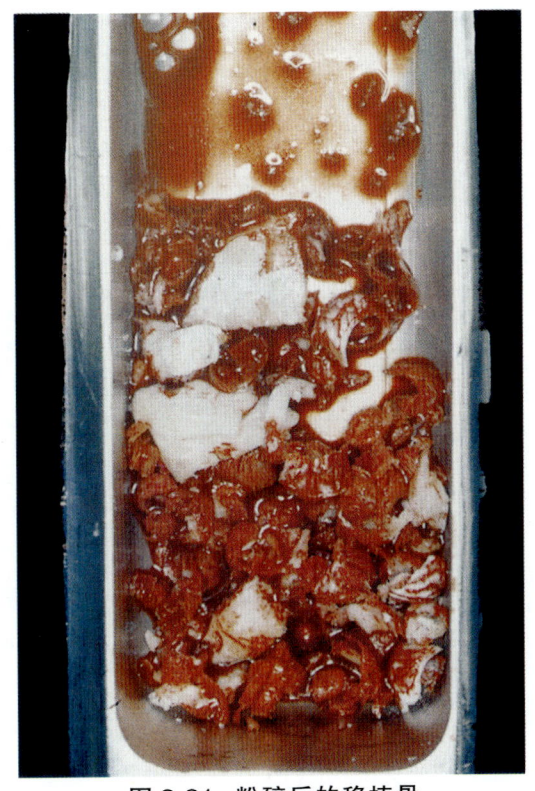

图 3.21 粉碎后的移植骨

3.6 骨收集器械

对于需要获取足够骨来进行较大外科重建术的骨移植技术需要额外的外科培训，并且还需要全身麻醉及住院护理方面的配合；对于骨移植骨较少的小手术，骨收集器械可能有用处。这些器械可收聚在种植部位钻孔过程中产生的骨碎屑。BoneTrap™（见图3.22）是一种可弃的滤盒，可用于收集少量骨；其他类型的收集器械，如"Safe Scraper"，通过刮取与种植部位相邻的骨的表面层来收集骨组织。骨组织替代物，如来源于人工骨物质或羟基磷灰石材料的Bio-Oss®或类似材料，现在用的越来越多了。关于它们对骨生长的益处有不同的观点，但它们可作为支持种植体的基质使用，而且是一种可用于口腔不同部位的潜在的、非常好的骨扩增材料。

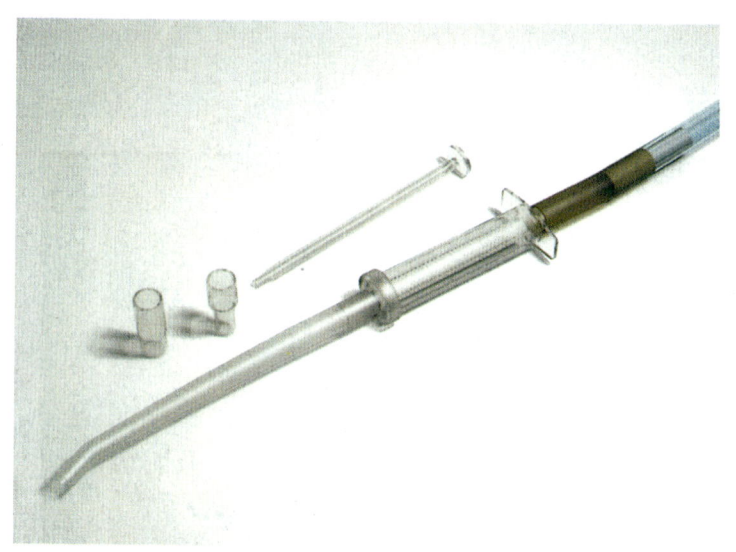

图3.22 用于收集钻孔过程中产生的颗粒移植骨的器具BoneTrap™

第四章　骨覆盖移植

4.1　用颗粒状骨进行较小骨移植

骨覆盖移植是一种增加骨量的方法，也可用于修整凹凸不平的骨外形或者覆盖诸如创伤性拔牙后形成的创口。对于只需要少量骨材料的情况，在制备种植床过程中从如上颌结节或鼻嵴这样的相邻区域取小块骨的过程中，用器具BoneTrap™可收集足够的骨材料。上述情况下移植骨对种植体不具备固定作用，只能起到改善外形的美观作用。

将骨颗粒覆盖在缺损部位，可用骨膜覆盖或不用。建议使用完整的骨膜作为自体膜并缝合，以确保骨材料不发生移位。同时建议严密种植体及移植材料上面的组织瓣，以防危害移植骨愈合。种植体在连接基台前是否完成骨结合，则取决于植入体的初期稳定性，这可能需要3~6个月。

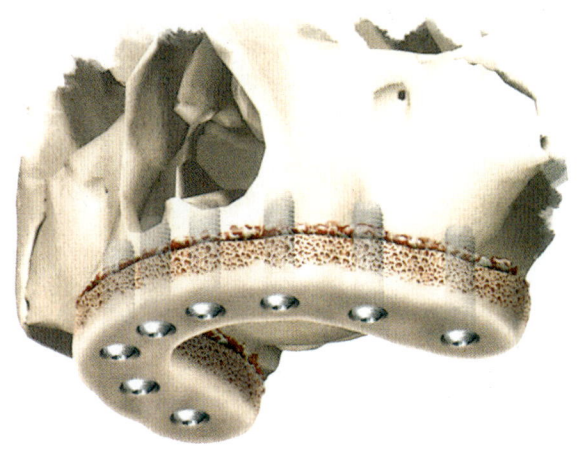

图4.1　骨覆盖移植

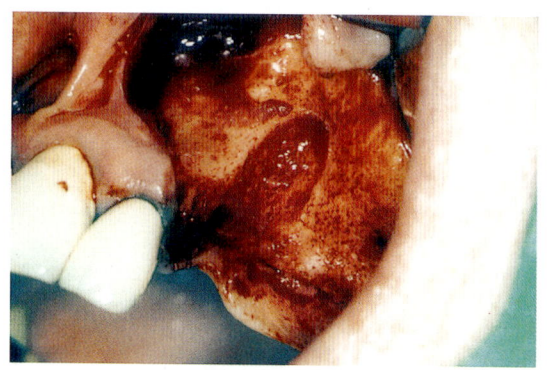

图 4.2 仅余留腭侧皮层的拔牙创面

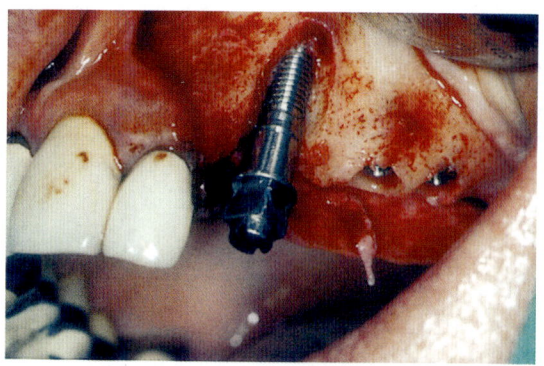

图 4.3 种植体的颊侧大部分螺纹暴露

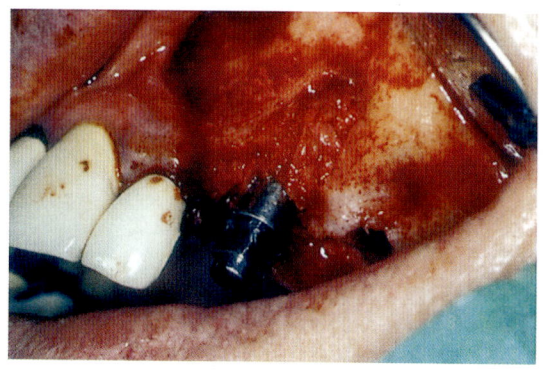

图 4.4 颗粒状骨及在制备种植部位的过程中用器具BoneTrap™收聚的骨组织，覆盖了种植体

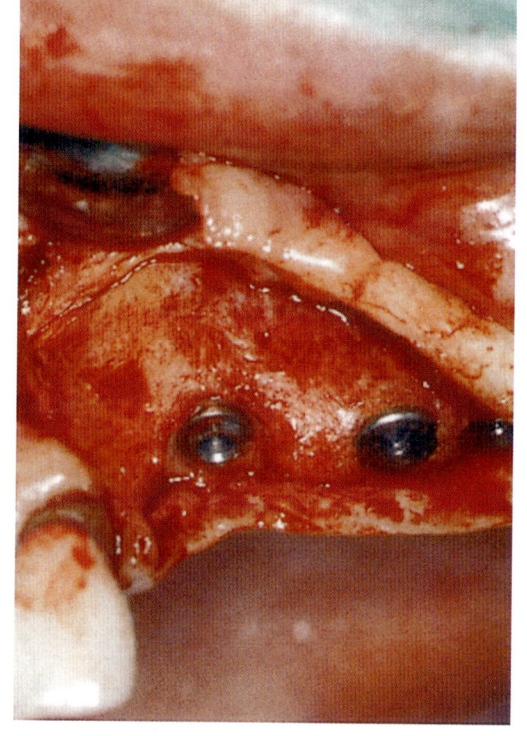

图 4.5 五个月后移植骨愈合，种植体被一层成熟骨覆盖

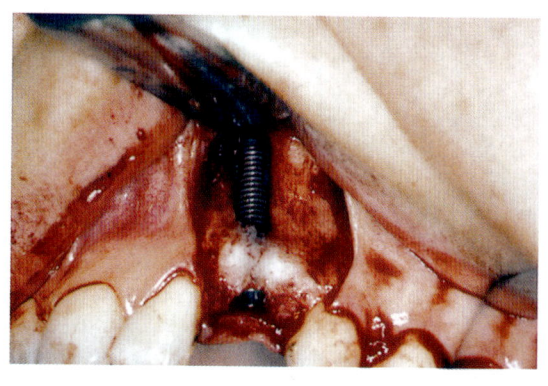

图 4.6 植入区边缘及鼻骨附近的种植体暴露

第四章　覆盖骨移植

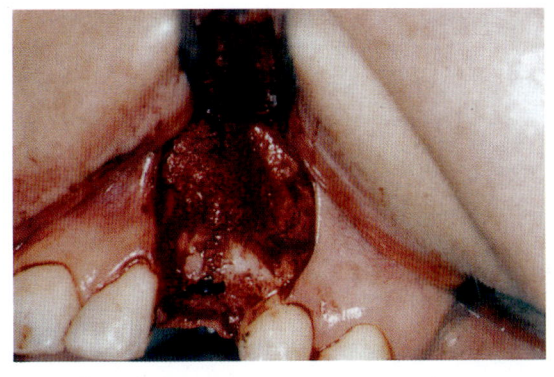

图 4.7　暴露的螺纹被 BoneTrap™ 收集的移植骨覆盖

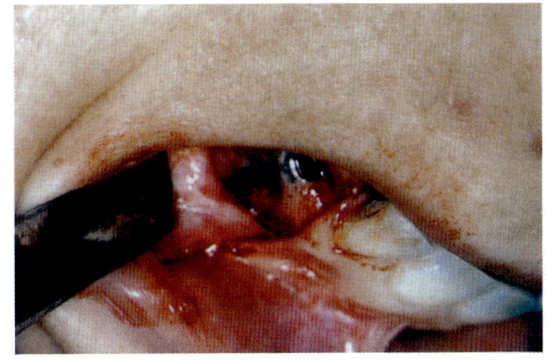

图 4.8　4~5 个月移植区已有薄骨板覆盖种植体

4.2　小块状移植骨

大多数情况下，皮质骨的块状移植适用于薄牙嵴增宽或者水平缺损部位的骨增高。用于增加宽度的较小移植骨块常常植入到牙槽嵴颊侧（颊侧覆盖），并用钛板螺钉固定。皮质骨块最好用于覆盖；而颗粒状骨可用于充填覆盖骨周围。建议用圆钻钻一些小孔以刺激出血，这样可促进最终的愈合。这一类型的移植骨应当让其自行愈合至少 4~5 个月，这是由移植的皮质骨的特性决定的。

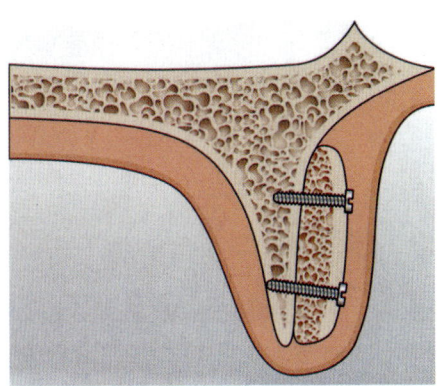

图 4.9　小块骨移植

可以在骨移植同时将种植体植入，但建议移植骨愈合后再植入种植体，特别是不能进行种植窝制备时，原有的牙槽嵴太薄为了避免唾液及细菌污染移植骨，必须严密关闭组织瓣。在移植骨愈合前过早植入种植体，覆盖骨块存在从贴附骨组织上脱落的显著风险。

上颌骨种植体的骨移植技术

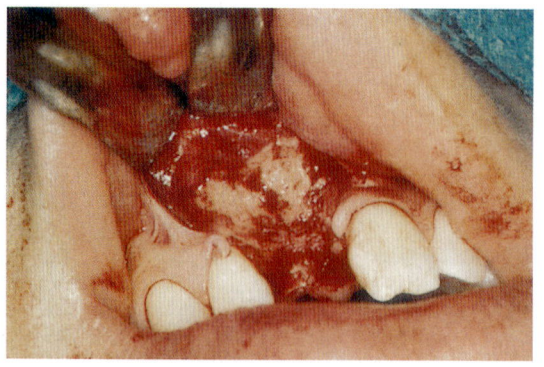

图 4.10 发育不全患者的骨量不足

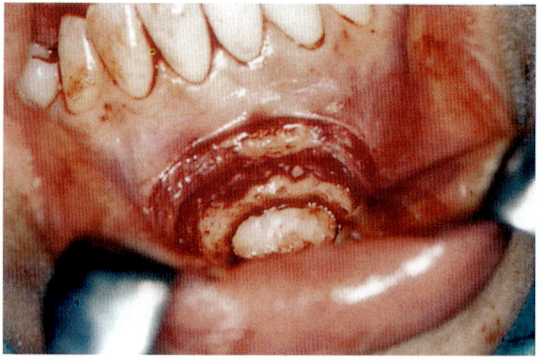

图 4.11 从颏部截面小块环形移植骨

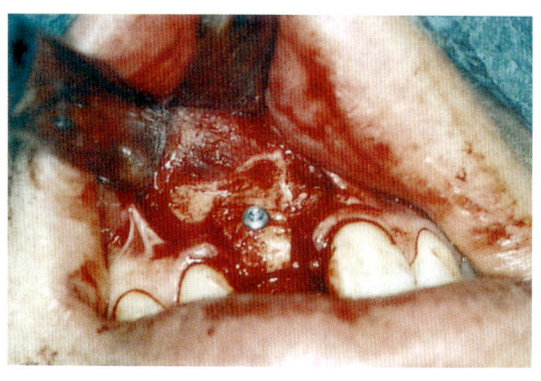

图 4.12 移移植骨塑形并用螺钉固定

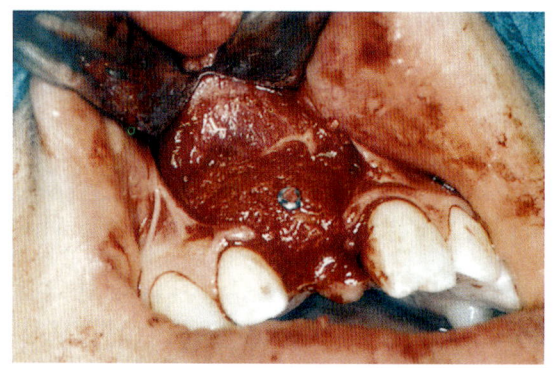

图 4.13 将收集的骨碎屑充填在覆盖移植骨周围

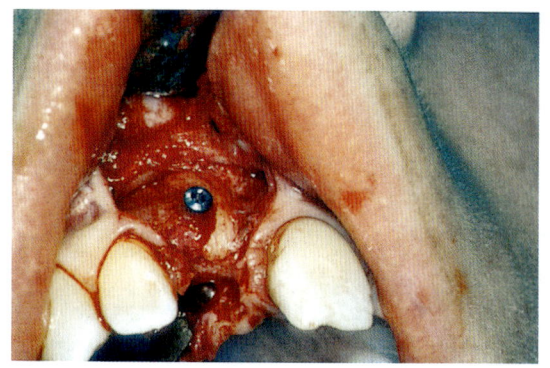

图 4.14 5个月后骨愈合，移植骨已整合，骨吸收很少

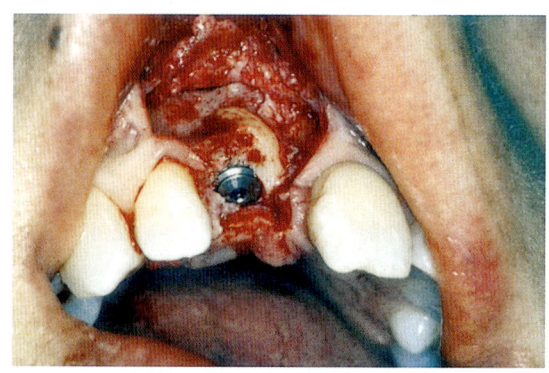

图 4.15 移植骨中植入的种植体

4.3 大块覆盖移植骨

大块状移植骨适用于牙列缺失的上颌骨，或者有严重骨缺损的上颌骨。在这些情况下，骨移植应当改善牙槽嵴的高度及宽度，确保种植体植入适宜的位置；使用不危害大体积移植骨愈合的皮瓣技术是重要的；皮瓣无张力闭合也同样重要。对于这种移植骨，通常唯一的取骨部位是髂嵴。对于整个上颌骨，可用整块骨，或者将其分成2片或3片。修整块状骨外形以使其尽可能紧密地与牙槽突贴合，用圆钻在移植区钻许多小洞以刺激骨愈合，既可用钛板螺钉，也可用种植体将移植骨块连接到剩余的牙槽嵴上。

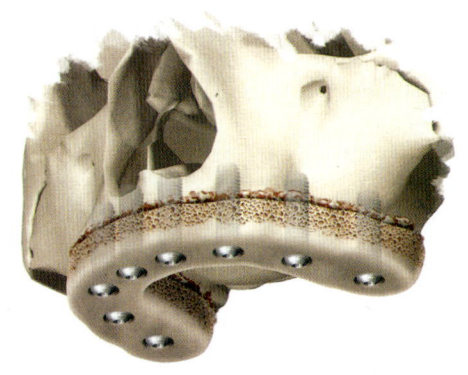

图 4.16 覆盖骨移植

移植骨的愈合至少需要6个月，如果在二期植入种植体，则种植体的骨结合也需要大约6个月。可以同期植入种植体以缩短时间，但是如果在愈合阶段出现并发症，就有损失种植体的风险。已有研究表明，种植体在新鲜块状移植骨中整合需要相当长的时间。尽管在长期随访中应用块状骨进行覆盖移植的成功率达到70%~80%左右，但是由于可应用其他方法，所以这一方法的使用正逐渐减少。

在愈合期间及连接基台后的6~12个月内应慎重地使修复体负载，这是获得最终成功的先决条件，而且，这一点有保存骨量的显著作用。

覆盖移植法在种植患者康复方面的确有其功效，特别是牙槽突有大的骨缺损或部分颊侧牙槽骨或舌侧牙槽骨有局限的创伤性缺损时；当牙槽骨有良好的高度，但宽度不足时，这一方法是最终的治疗选择。在进行较大覆盖移植时，最重要的是要将皮瓣紧密地覆盖并关闭移植部位，且皮瓣不能有张力，否则会影响血管化，进而影响愈合过程。这一点不必过分强调，对于较大骨块，也必须有足够厚度的皮瓣覆盖。大量骨及骨块必须从髂嵴获取，而较少量骨可从下颌骨联合处或下颌角区域获取。

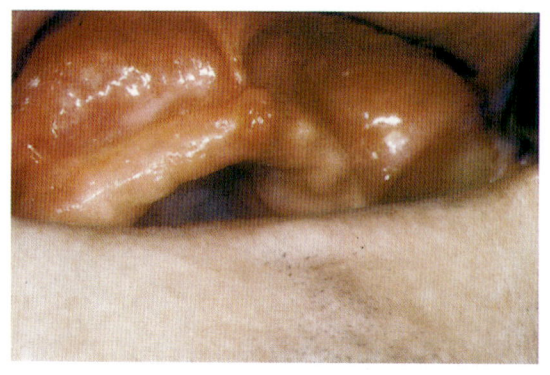

图 4.18 在进行整个上颌骨覆盖性块状骨移植之前做前庭沟切口

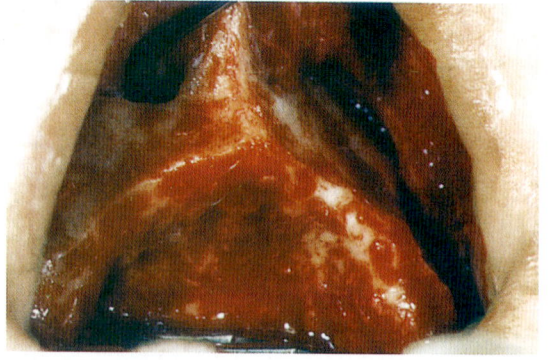

图 4.19 暴露骨性上颌骨，小心翻起鼻黏膜

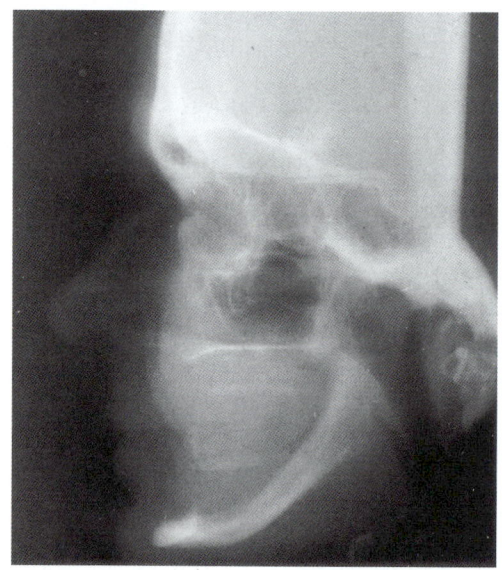

图 4.17 上颌骨严重吸收的患者

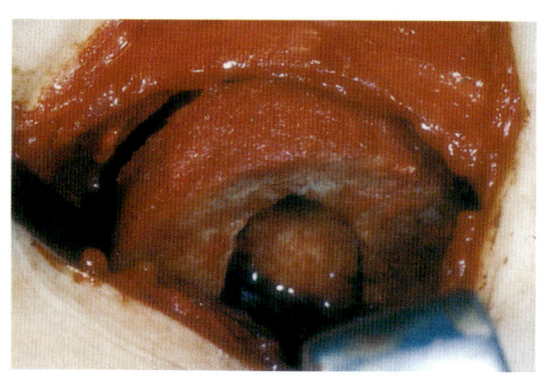

图 4.20 从髂嵴下部的髂骨处获取马蹄形移植骨

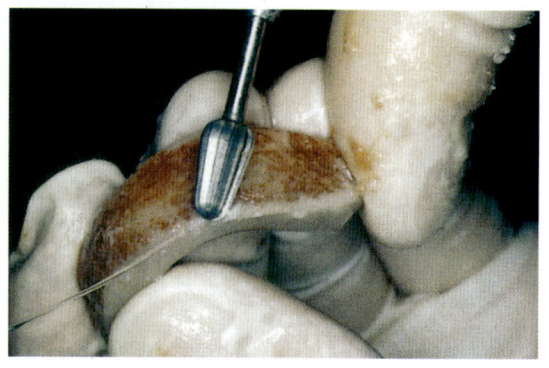

图 4.21 修整移植骨，使其各部位与牙槽嵴贴合

第四章 覆盖骨移植

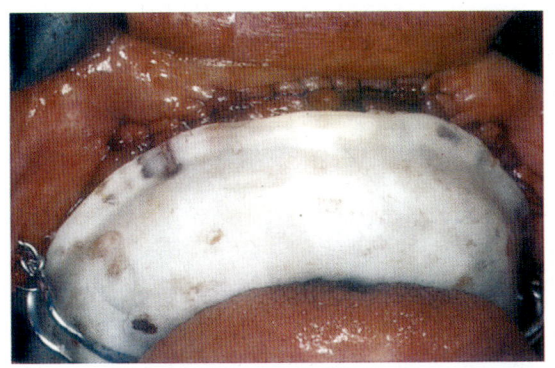

图 4.22 用连接到颧骨的丙烯酸树脂扩张器轻压软组织

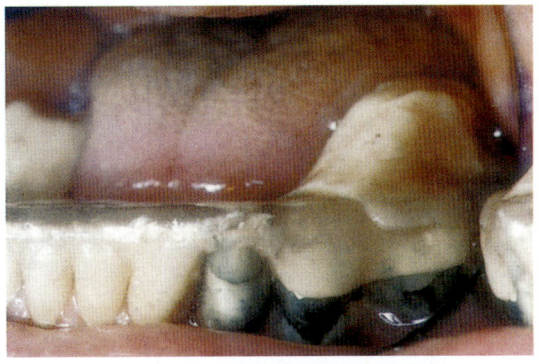

图 4.23 延伸丙烯酸树脂片的后牙部位,以避免对移植区域造成创伤

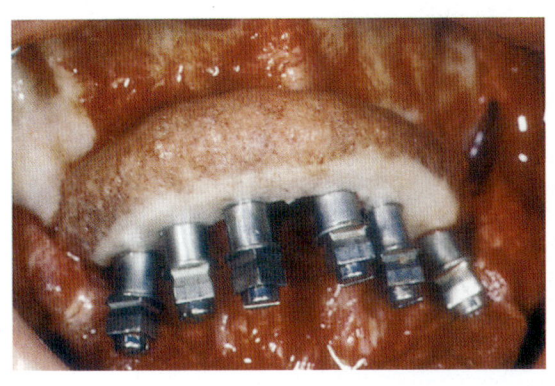

图 4.24 通过同期植入种植体可将覆盖移植骨固定到牙槽嵴上

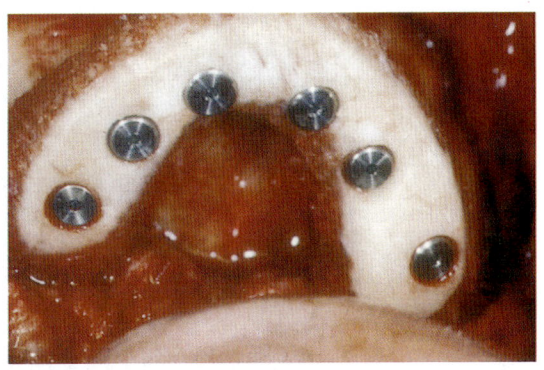

图 4.25 注意去除移植骨的尖锐边缘

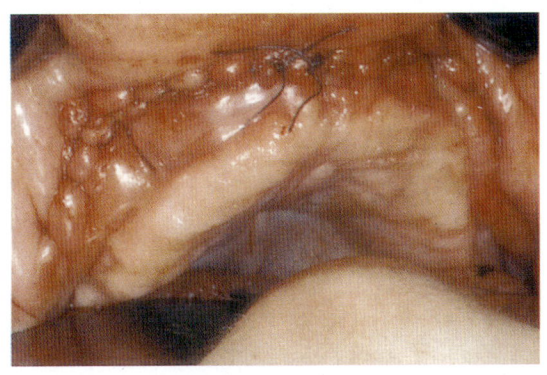

图 4.26 连续缝合关闭创口

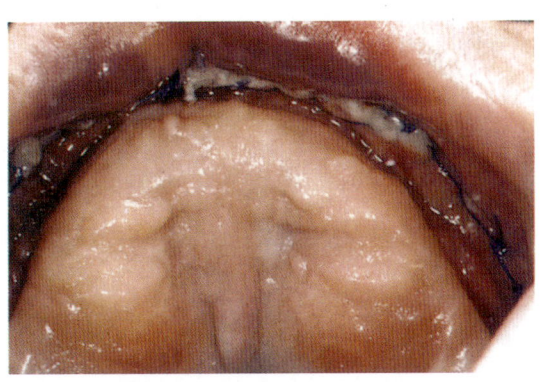

图 4.27 10天后软组织愈合

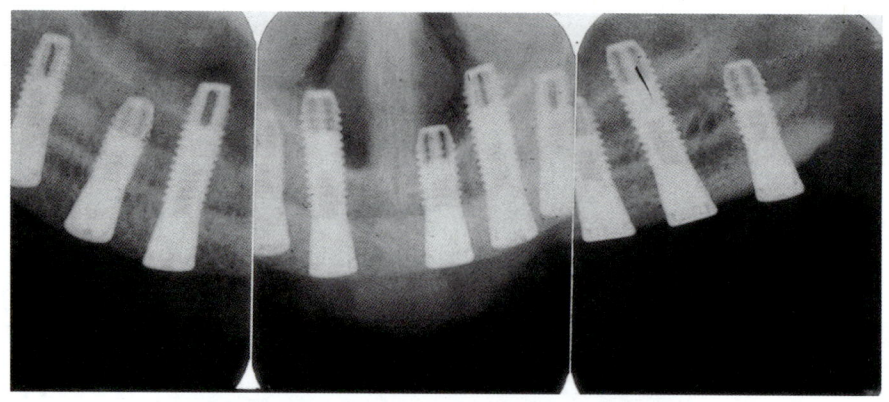

图4.29 移植骨及种植体的X线照片

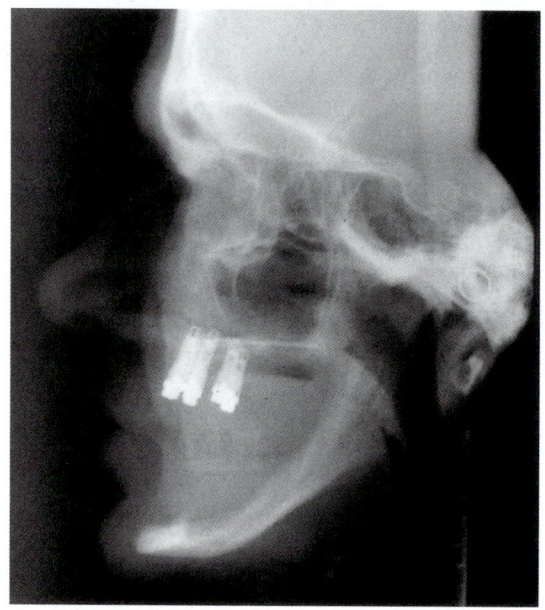

图4.28 位于上颌骨内的种植体

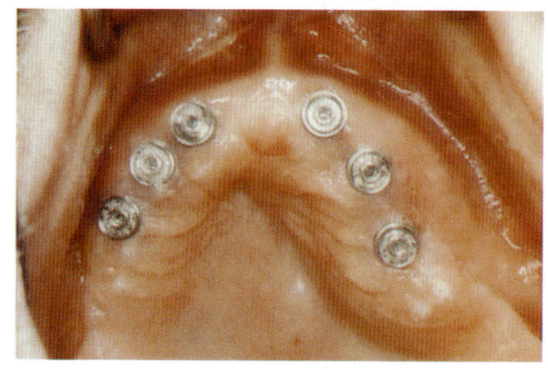

图4.30 愈合6个月后的移植骨及种植体

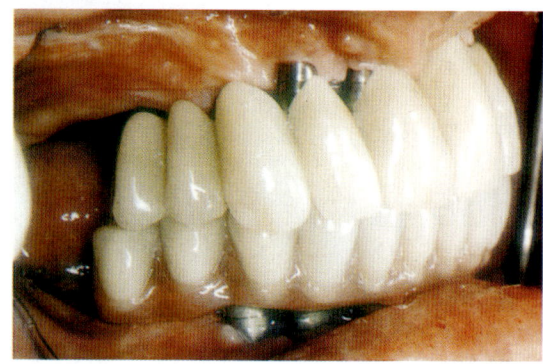

图4.31 一年后作义齿修复

第四章 覆盖骨移植

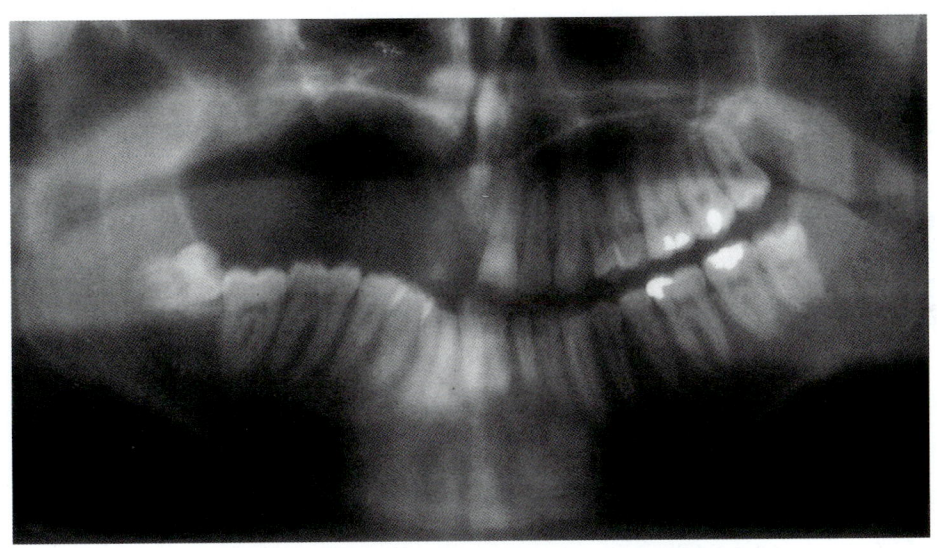

图 4.33 创伤造成上颌骨右后部牙槽嵴缺损

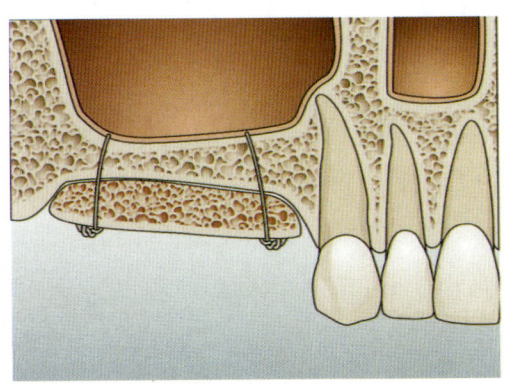

图 4.32 用骨缝合法移植示意图

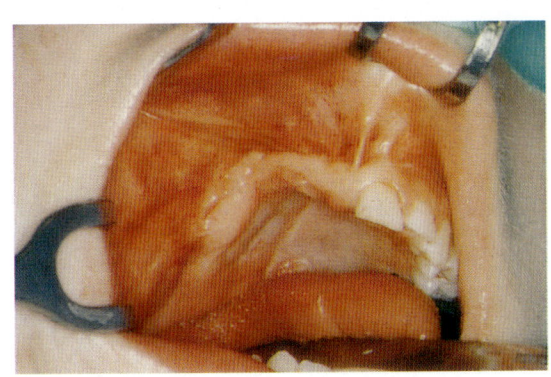

图 4.34 口内情况

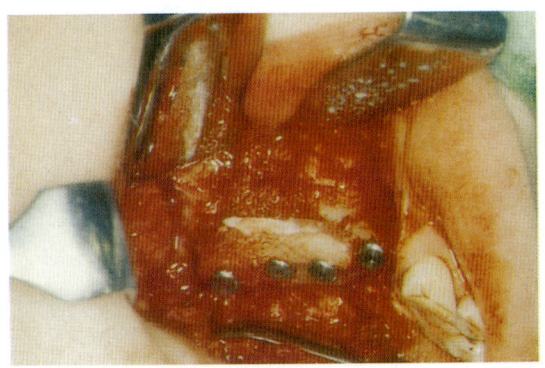

图 4.35 通过种植体将取自髂骨的块状覆盖移植骨固定到剩余骨上

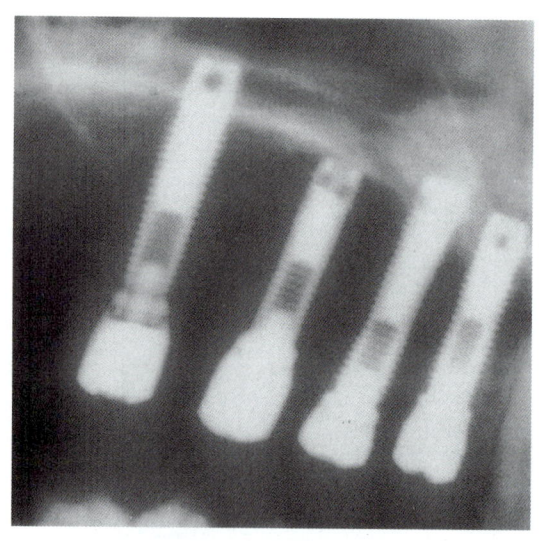 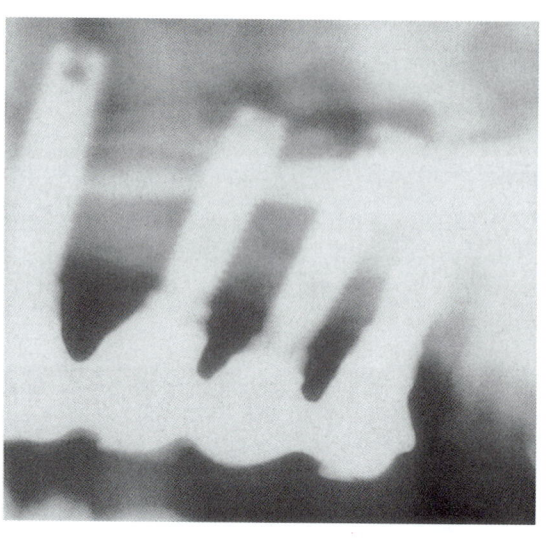

图 4.36 术后X线显示移植骨发生脱矿，种植体好像没有支持骨

图 4.37 一年后可清晰看出移植骨外形

4.4 要点

薄而高的牙槽嵴也可通过从中间劈开牙槽嵴，然后在颊、舌侧皮质骨板间充填骨移植材料要加宽。问题是这一方法需要两侧皮质骨层及中间有松质骨，否则有牙槽嵴骨折的危险。如果牙槽嵴两侧有足够厚的皮质骨板及中间的松质骨，那么通常能够直接植入种植体。

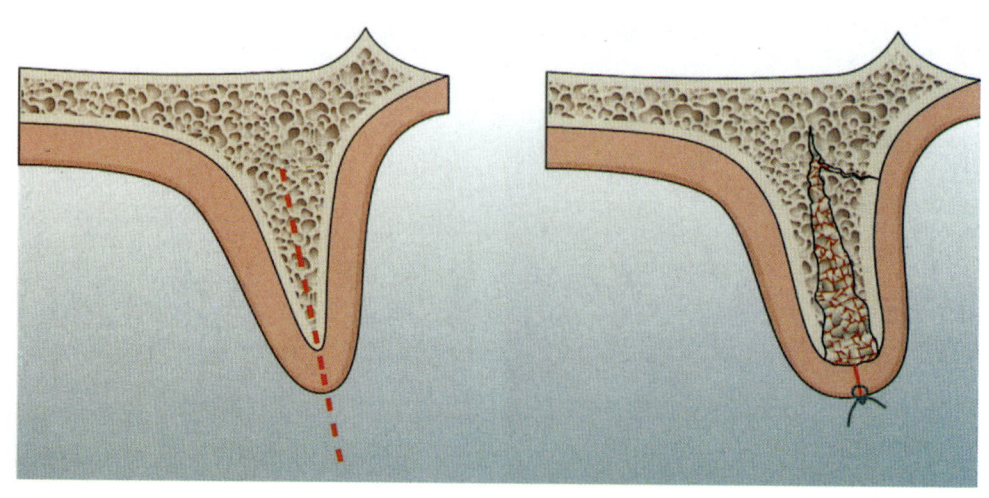

图4.38　牙槽嵴顶骨撑开术

第五章 嵌入骨移植

5.1 鼻部嵌入移植

如果为了种植体的植入或同时进行上颌窦提升术而需要增加鼻下区域骨量时，可使用恰好在骨性鼻孔后部的凹面。通过小心的钝性分离将鼻黏膜从骨质凹底翻起，以获得足以放入一小块移植骨大小的区域。通过这一方法可增加3~5mm厚的骨量。正常情况下没有必要对此移植骨进行固定，因为鼻黏膜会将移植物压向鼻腔底。愈合时间与覆盖移植骨相同，大约4~5个月。如果移植骨材料主要是皮质骨，则愈合时间要更长一些。

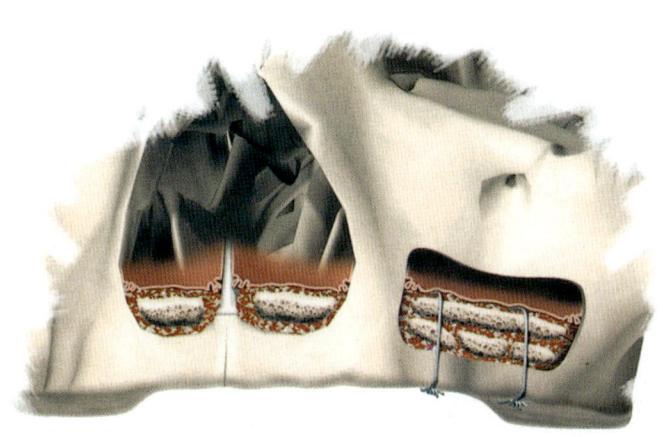

图5.1　嵌入性骨移植

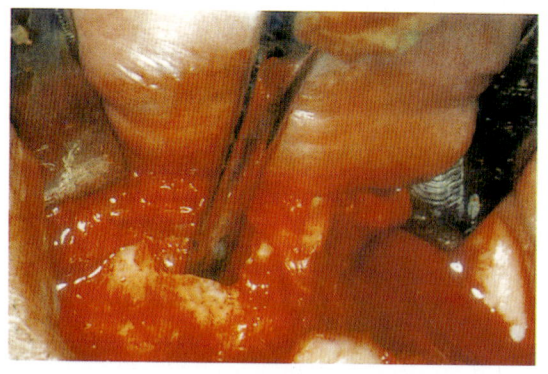
图5.3 小心翻起鼻腔黏膜

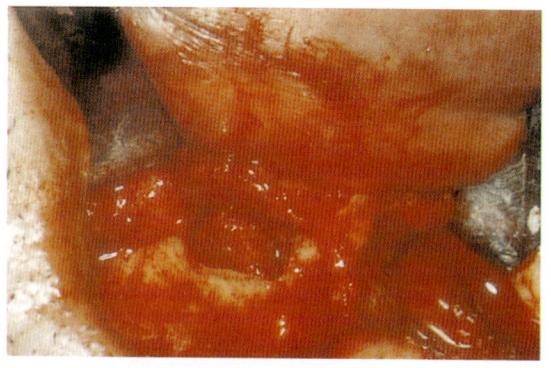
图5.4 将移植骨压入鼻腔黏膜下

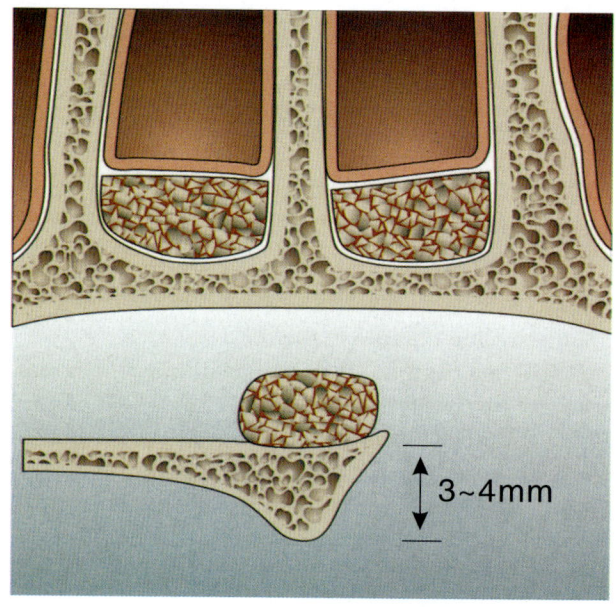
图5.2 鼻底部嵌入移植

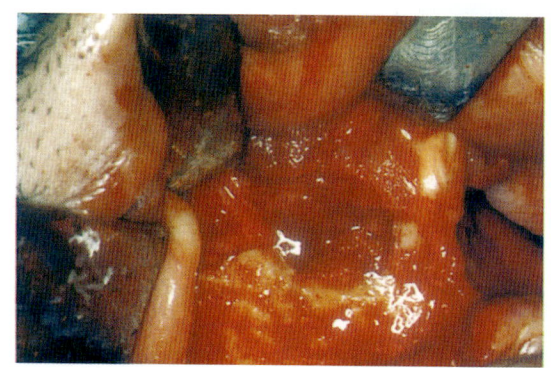
图5.5 牙槽突的骨性高度增高了5~6mm

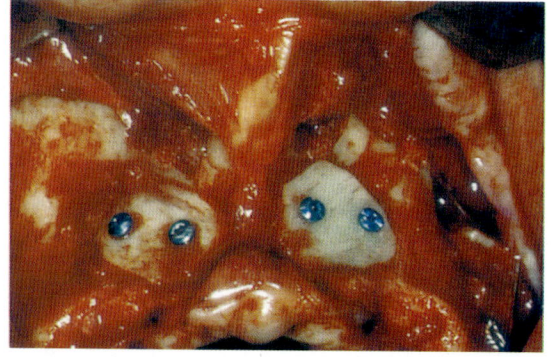
图5.6 鼻部嵌入移植联合薄牙槽嵴覆盖移植

5.2 上颌窦移植（上颌窦提升）

由于上颌窦腔下部缺乏足量骨组织，因此无牙上颌后部的种植治疗有时会遇到一些问题。后牙支持失去后，牙槽突的吸收既可从口腔侧开始，也可因上颌窦的扩大而形成，或者二者兼而有之。因部分义齿的载荷所致的骨吸收可降低剩余的牙槽突高度，并导致用于植入种植体的骨量减少。从美学的要求，则有必要通过覆盖移植进行牙槽嵴扩增术。然而，大多数情况下优先进行上颌窦移植，将移植物植入上颌窦腔伸入牙槽突的腔隙内。

向上颌窦腔内植入的先决条件之一是保持上颌窦黏膜的完整性。众所周知，在大多数情况下，外来颗粒进入上颌窦腔会引起炎性反应，进而失去移植材料，对于同期植入移植骨和种植体，所有移植材料和种植体可能会失败。在进行上颌窦提升术前，必须考虑上颌窦是否有慢性炎症。有时在其黏膜上打孔是不可避免的，如果要打孔，则保护移植骨不要移动，防止移植骨脱位并进入上颌窦腔内是至关重要的。在进行上颌窦提升术时，必须牢记并注意上颌窦腔是一个封闭的通气引流和仅一个狭窄通道通向鼻腔的窦腔。由于上颌窦腔向外引流能力有限，因此也应注意避免形成血液及碎屑遗留物难以消除的小腔隙。在扩大上颌窦腔时，推荐使用不产生凹凸不平腔底的方法。

如果块状移植物没有足够的稳定性，可用骨缝合术或通过钛板螺钉进行固定。最常用的移植材料是来自于髂嵴、肋骨、下颌骨联合区域、下颌角及上颌结节的自体骨材料。移植材料可由皮质骨和松质骨组成，也可磨碎成颗粒状骨材料。这种骨材料可与人工骨材料按1:1的比例混合，不会影响愈合过程及骨的形成。

如果只需要少量移植材料，可从手术部位附近"咬"一些骨颗粒。已经证明使用Bone Trap™收集种植窗预备过程中产生的骨材料是很有效率的，而且同时还能收集大量的粉状骨材料。

移植骨供区的选择明显地取决于手术过程中所需移植骨的量。例如，在全上颌骨移植中如果需要大量移植骨，唯一可能的供区是髂嵴。对于单侧上颌窦提升术，从颏部或下颌角就可为种植体的固定提供足够的移植骨。除此之外还需要确定哪一种自体移植骨材料最好，理论上认为颅骨和颌骨的效果最好，因为它们具有相似的胚胎起源。颅顶骨也是可使用的移植骨,可使用头颅顶部或枕部外表的皮质骨层。

5.2.1 局部上颌窦提升—同期单个种植体植入术

如果上颌窦腔离上颌前磨牙或磨牙部位的边缘骨太近,则在此部位进行种植体植入时应通过上颌窦提升来增加骨量。如果边缘骨有4~5mm厚,则同期进行移植术和种植术是可能的。然而,如果边缘骨低于此值,那么种植体的初期稳定是困难的,因此推荐二期方法。

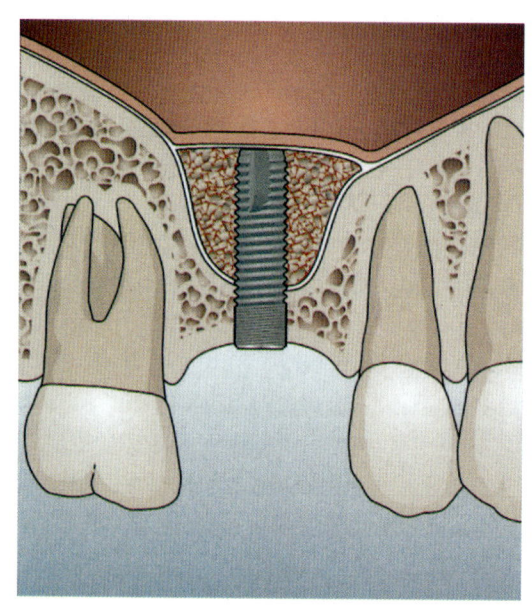

图5.7 局部上颌窦提升

使用牙槽嵴切口及常规的瓣技术。在预计种植体将穿透上颌窦底骨壁的侧面做环形截骨,用圆钻去除面积约为3mm^2~4mm^{2}的骨,同时用BoneTrap™收集骨材料。如果小心操作保存上颌窦黏膜的完整是可能的,然后将其向上推开,暴露骨性上颌窦底。用常规技术预备种植部位,植入种植体,种植体向上伸入上颌窦黏膜下的隐窝中,但不要刺穿黏膜。用先前收集的骨材料将窦内可见的种植体包埋起来,然后关闭创口。建议愈合5~6个月后再行负载。

当然,如果剩余边缘骨高度不低于10mm,则没必要行上颌窦提升术。

第五章 嵌入骨移植

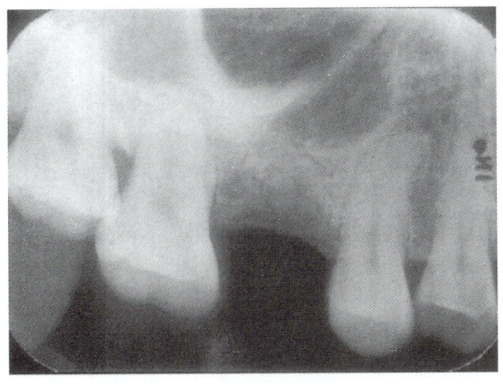

图 5.8 口内X线显示16号牙拔除后剩余骨高度

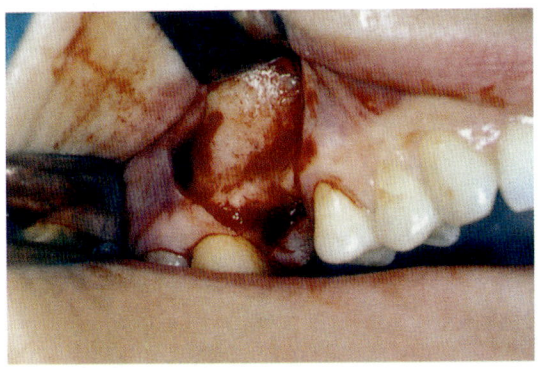

图 5.9 手术暴露牙槽嵴

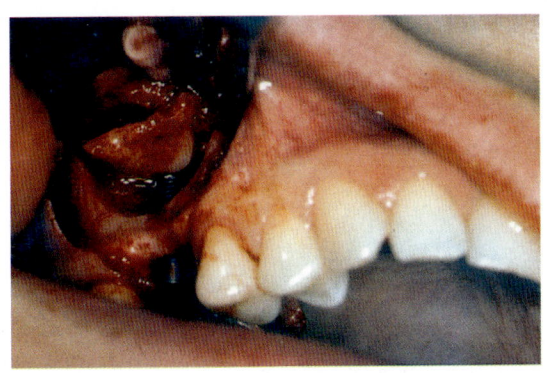

图 5.10 开窗，同时顶起上颌窦黏膜并植入种植体

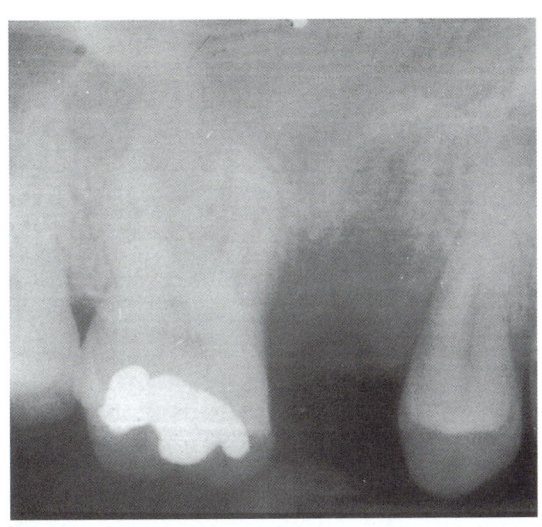

图 5.11 拔除第二前磨牙后拔牙部位的X线片

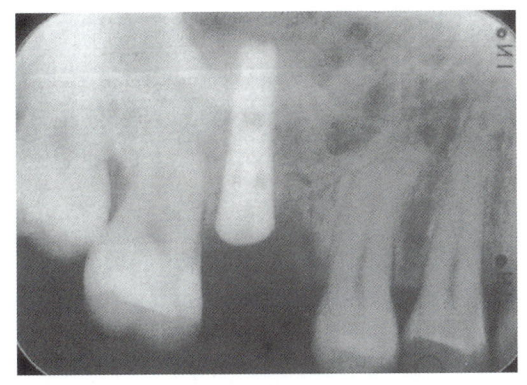

图 5.12 X线片显示的种植体位置

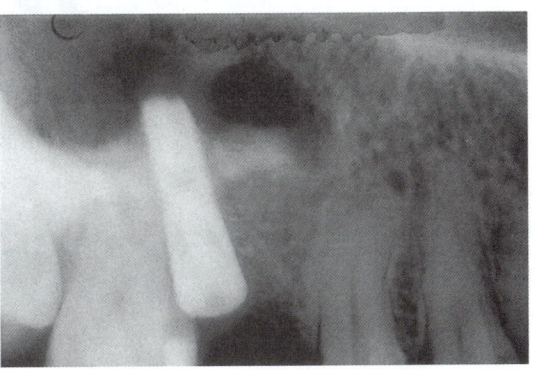

图 5.13 术后一年，X线片显示移植骨的改建

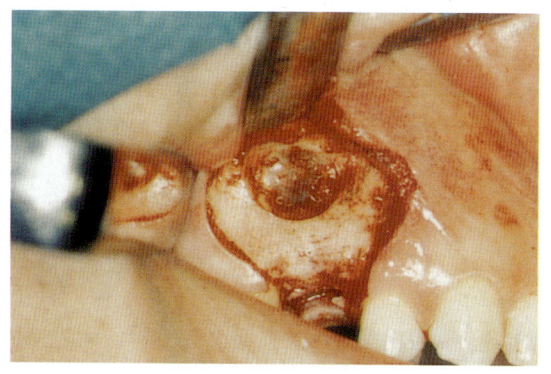
图 5.14 翻起黏骨膜瓣，去除靠近上颌窦黏膜的骨组织

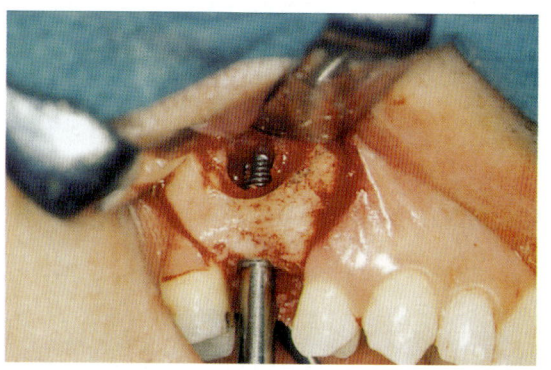
图 5.15 植插入的种植体将上颌窦黏膜顶起

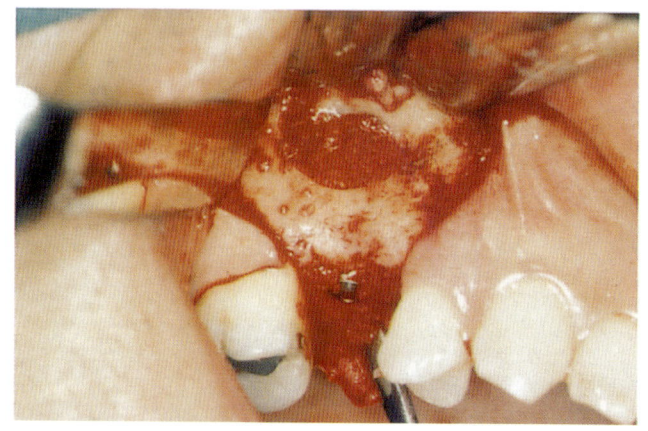
图 5.16 将由BoneTrap™收集的骨材料充填到种植体暴露部分的周围

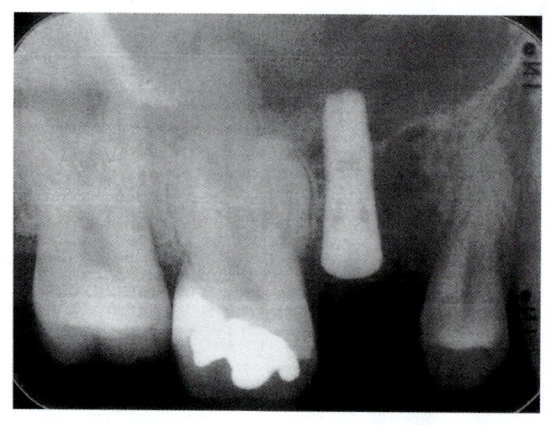
图 5.17 种植体植入后的X线片，种植体的一半位于上颌窦腔内

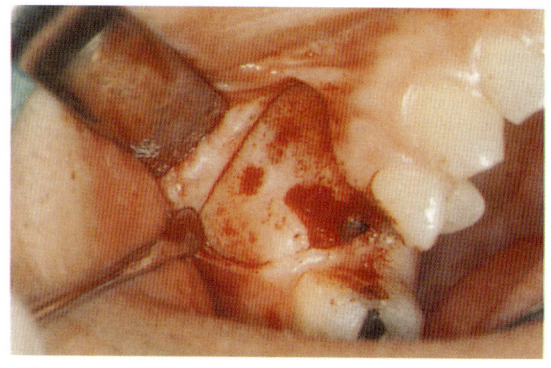
图 5.18 4个月后切开进行基台连接，可见骨愈合令人满意

5.2.2 同时进行移植及种植体植入的一期方法（单侧或双侧）

如果上颌骨后部牙槽突垂直高度为5~10mm，且宽度至少为4mm，能够使种植体获得初期稳固，那么在上颌窦骨移植同时可行种植体植入。

在牙槽嵴顶略靠腭侧的部位切口，以避免术后肿胀期间切口破裂。翻起黏骨膜瓣，暴露上颌窦颊侧。用球镜在上颌窦腔下缘侧面骨壁上做半圆形窗口，小心地向上翻起上颌窦黏膜。将松质骨充填到上颌窦隐窝处，并将一块皮质-松质骨盖在其上，其皮质层面朝向上颌窦黏膜。在种植体插入并穿过牙槽突，进入块状移植骨并穿过皮质板时，块状移植骨最终被压向腔底。骨性窗口的位置比块状移植骨高，并且仍然与上颌窦黏膜及骨折线处相连。术后愈合过程需要6~7个月。按照标准程序进行基台连接。

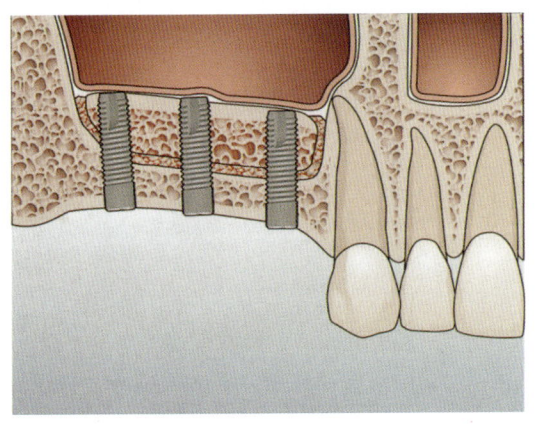

图5.19 一期移植

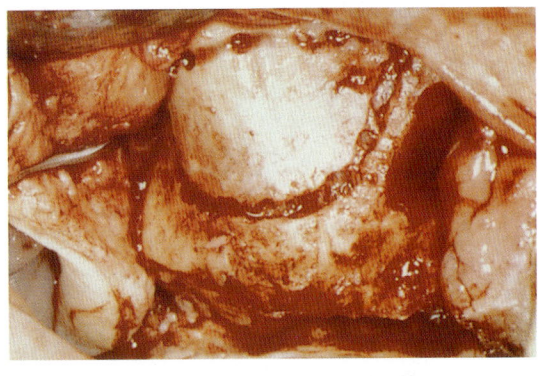

图5.20 翻起上颌骨后部黏骨膜瓣，按照开窗技术用圆钻截骨

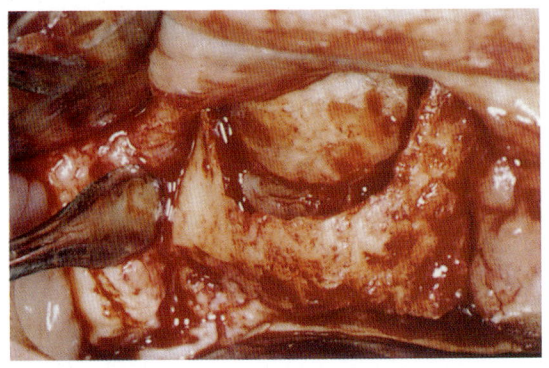

图5.21 翻起上颌窦黏膜，使开窗处骨形成部分骨折

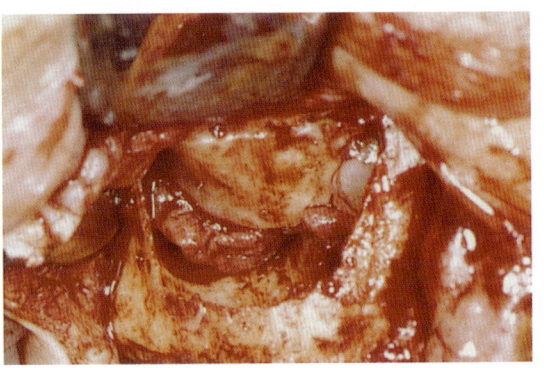

图5.22 翻起开窗处骨及上颌窦黏膜，为移植骨形成上颌窦

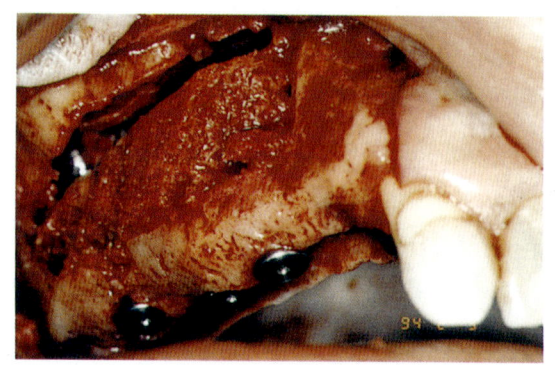

图 5.23 将从髂嵴处取得的移植骨（皮质骨及松质骨）充填到隐窝处，并植入种植体

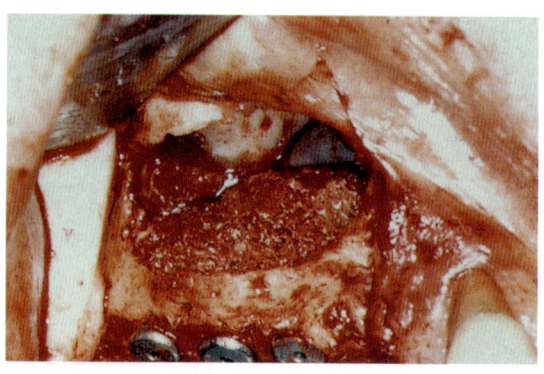

图 5.24 移植骨和种植体与上颌窦黏膜及开窗情况的关系

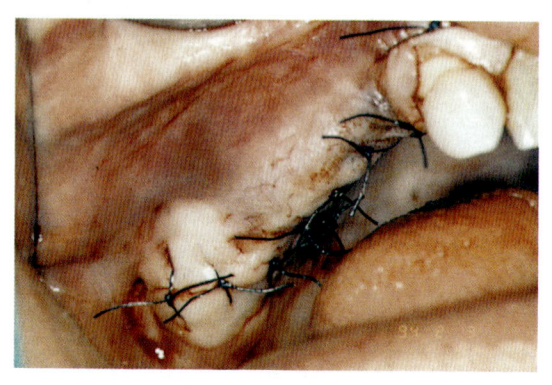

图 5.25 缝合组织瓣，注意切口位于牙槽嵴腭侧

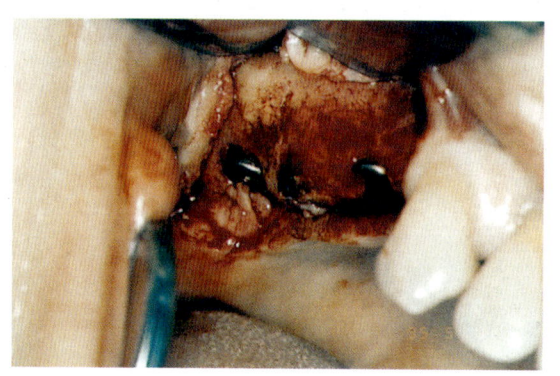

图 5.26 6个月后骨愈合

5.2.3 二阶段骨移植及种植体植入方法

当牙槽突边缘骨的高度低于5～6mm，宽度窄于4mm时，一般应先进行骨移植，然后再植入种植体。标记颊侧开窗部位，开窗部位最好尽可能地靠近上颌窦腔底。如果颊侧开窗较大且上部骨折线接近眶下孔，则这一开窗位置是有利的。用球钻或金刚石钻钻入骨内后，小心地将上颌窦黏膜向上翻起，并将窗口骨板向窦腔内折入（不全骨折）。在其下面对应部位形成隐窝，用于充填松质及皮质移植骨。将颗粒状松质骨充填至隐窝底部，块状骨盖在其上。如果不用结扎丝或板钉就能获得良好稳定性的话，就可省略这些固定，然而，一般推荐用结扎丝或板钉固定，以获得良好且安全的固位。移植骨愈合时间一般为4～5个月。愈合时间过短可能会危害移植物的稳定性，愈合时间太长又会使其吸收。应当让移植骨中的种植体愈合5～6个月。

第五章　嵌入骨移植

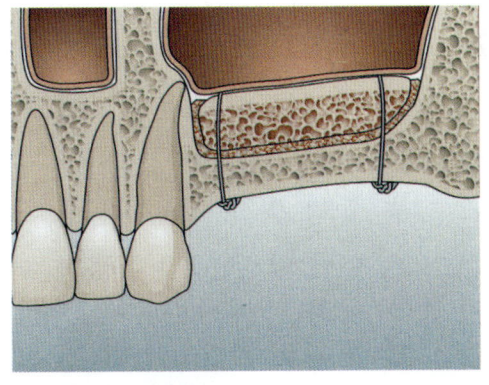

图 5.27　二期方法

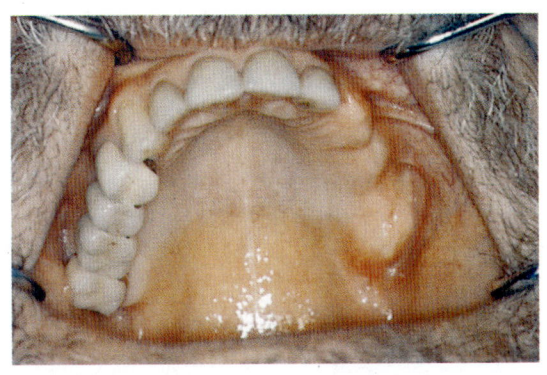

图 5.28　上颌左侧后牙缺失的患者

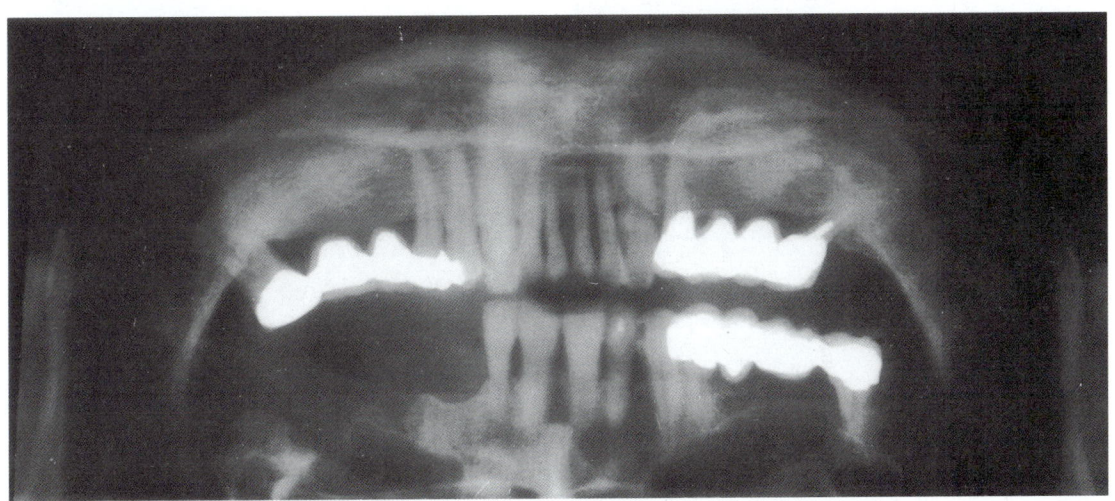

图 5.29　全口曲面断层片显示左侧上颌窦骨量不足

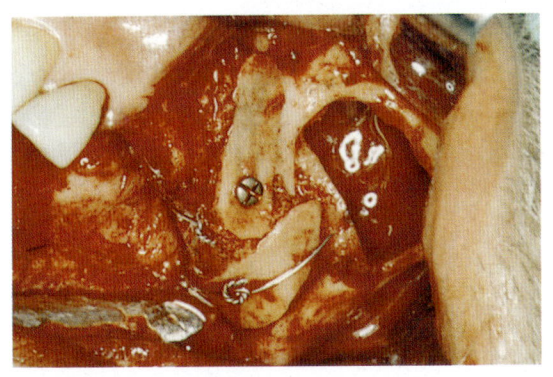

图 5.30　用从髂嵴获取的移植骨进行上颌窦提升，采用骨缝合法将移植骨固定。按覆盖移植情况开窗

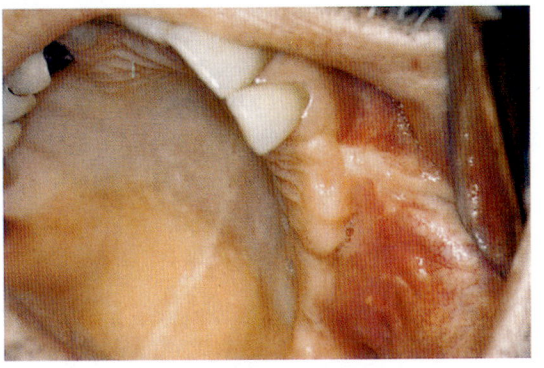

图 5.31　软组织未完全愈合

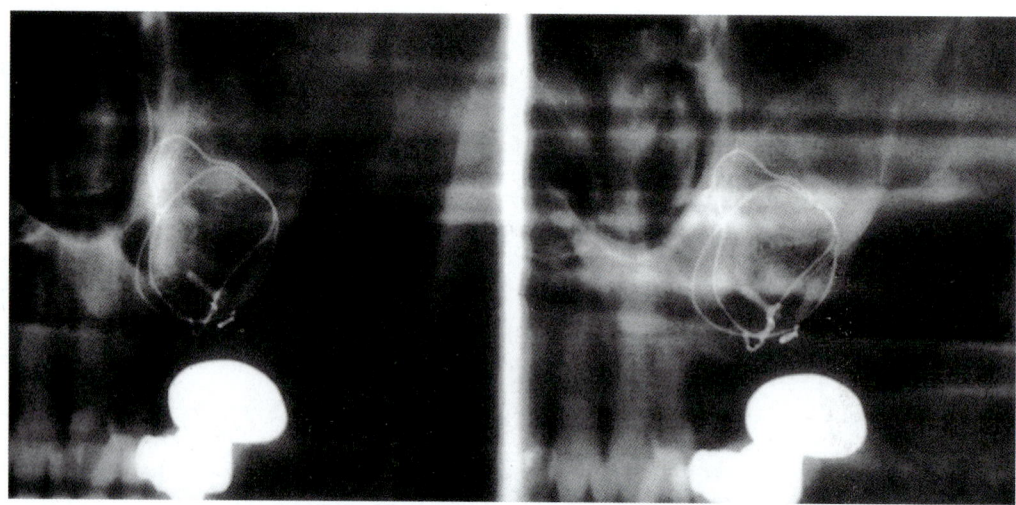

图5.33 断层X线显示增加的骨量

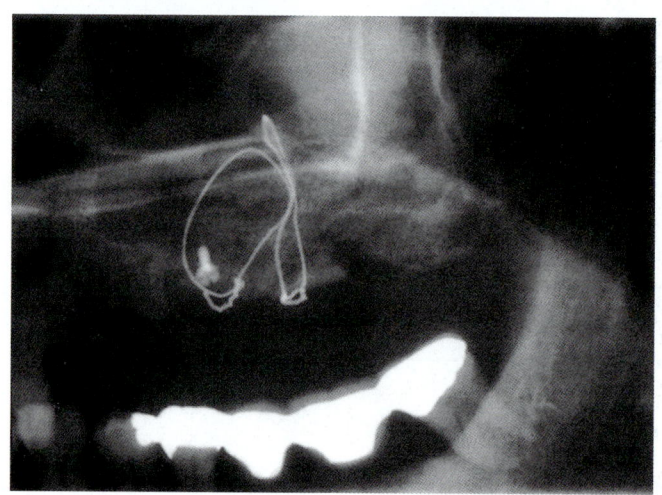

图5.32 X线显示的骨移植物的位置

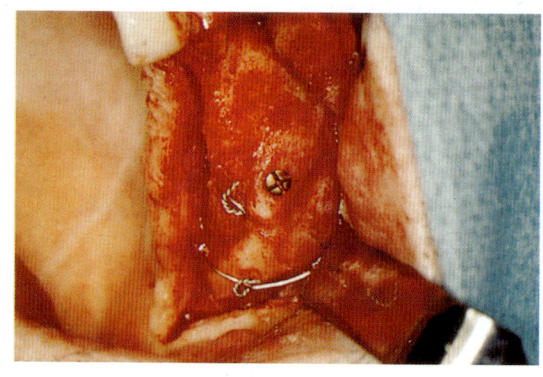

图5.34 愈合4个月后

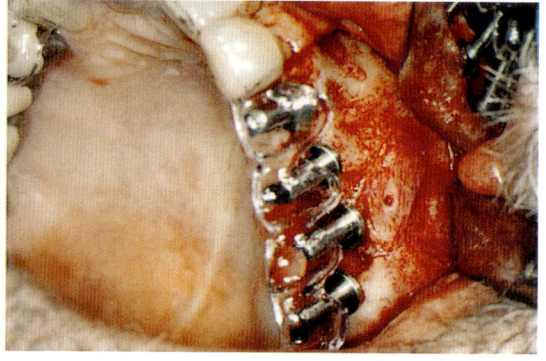

图5.35 在移植骨内利用外科导板进行定位

第五章 嵌入骨移植

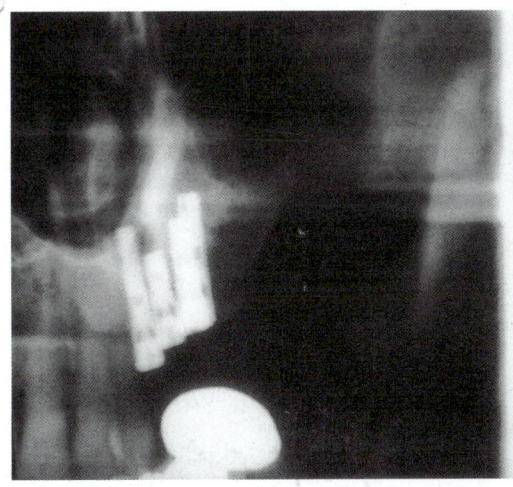
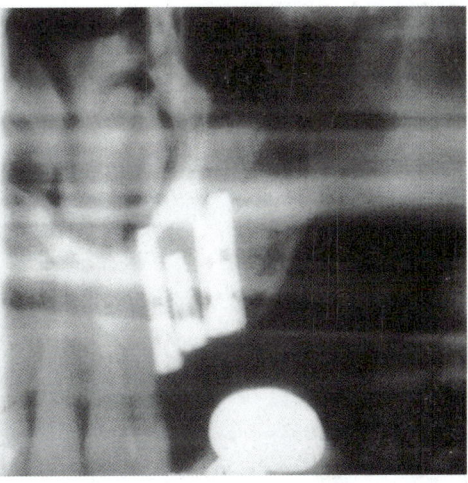

图5.36 位于移植骨中的种植体断层片

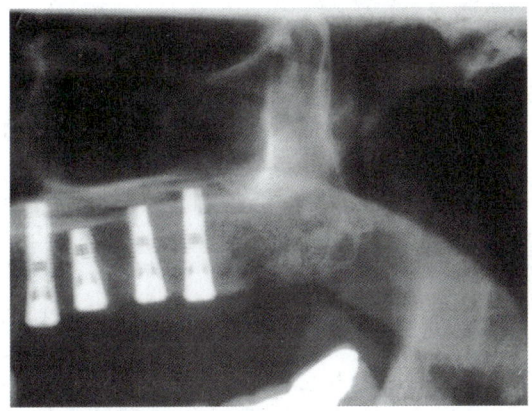

图5.37 X线片移植骨骨量充足

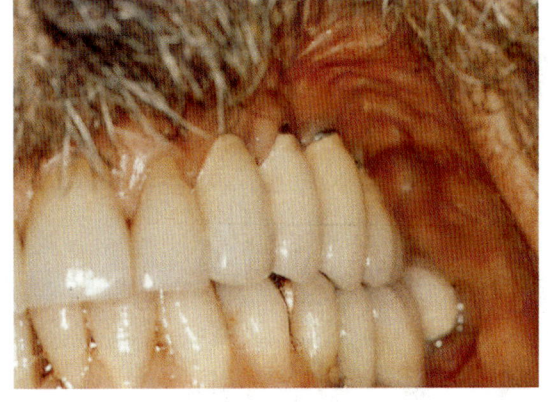

图 5.38 最终的修复效果

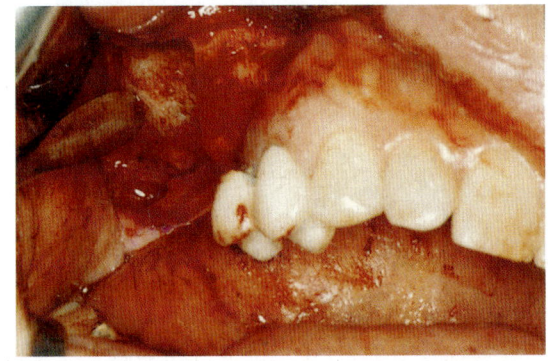

图 5.39 用于上颌窦提升术的骨窗位于右上颌后部

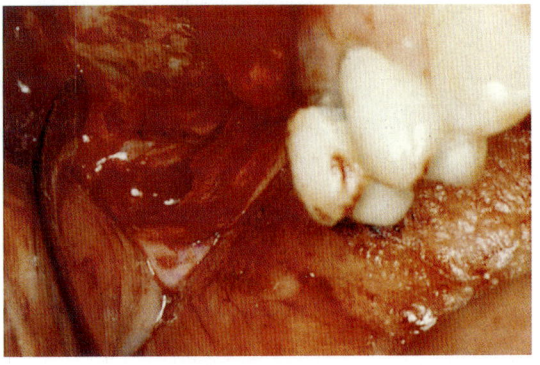

图 5.40 在骨窗之下形成一空隙，上颌窦黏膜在骨窗顶部

上颌骨种植体的骨移植技术

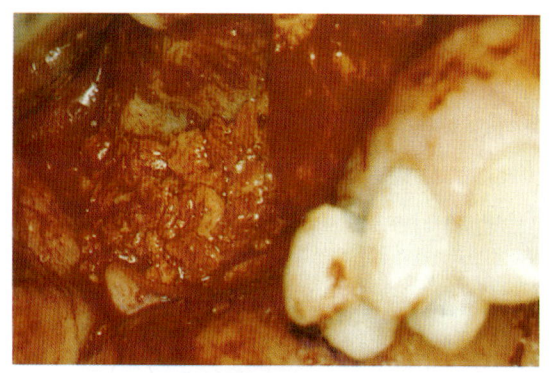

图 5.41 将颗粒状移植骨充填至骨窗下方

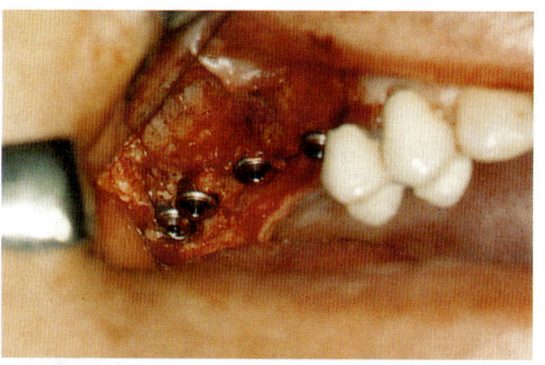

图 5.42 愈合4个月后将种植体植入

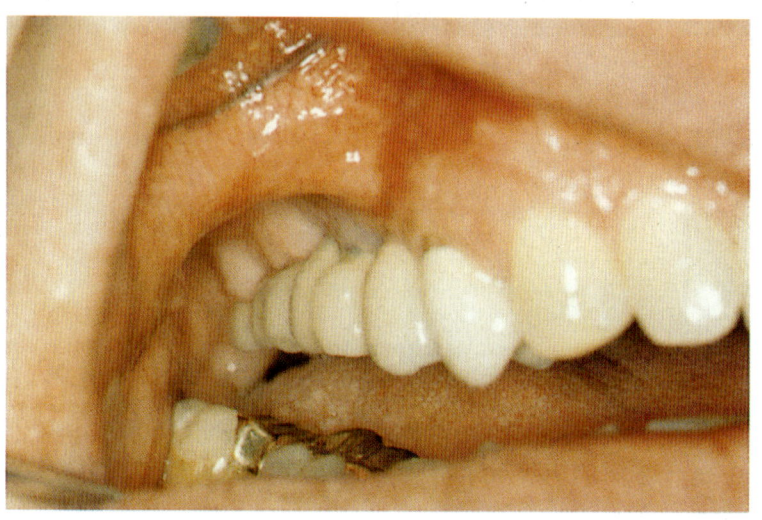

图 5.43 连接到右上颌后部种植体的桥修复体

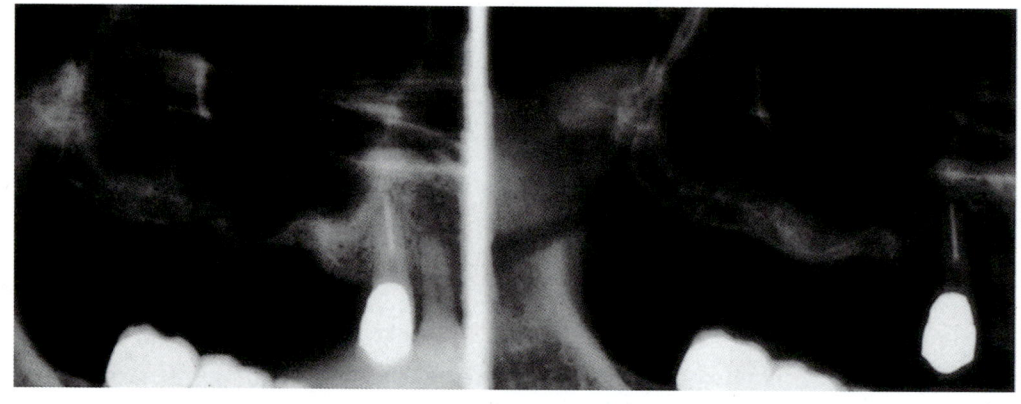

图 5.44 上颌骨右后部X线片显示上颌窦腔占据牙槽突的程度

第五章　嵌入骨移植

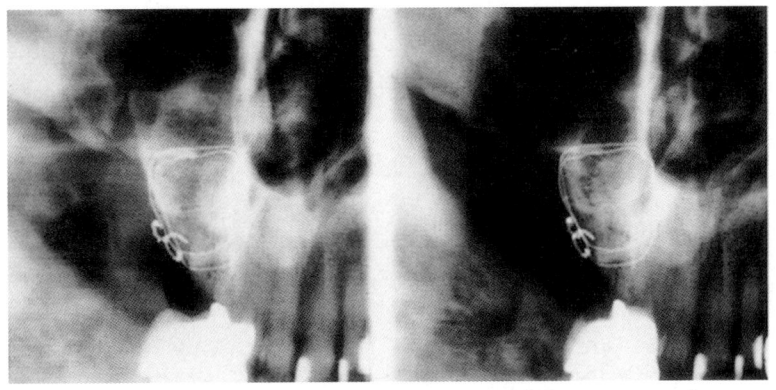

图 5.46　移植骨就位并结扎后的断层X线片

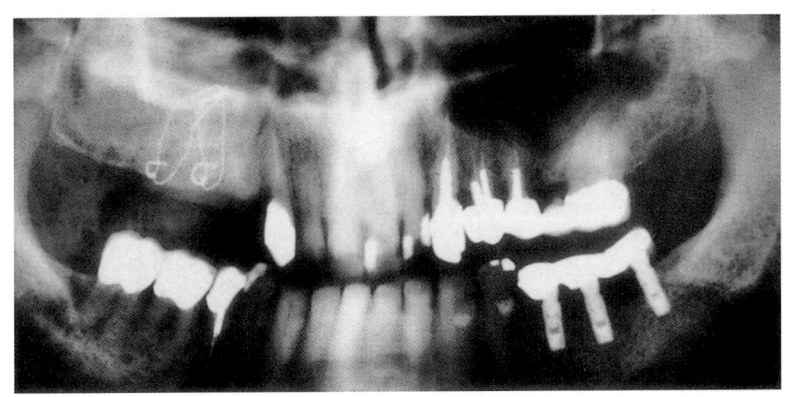

图 5.47　全景X线照片显示移骨植重建了右侧后部上颌骨

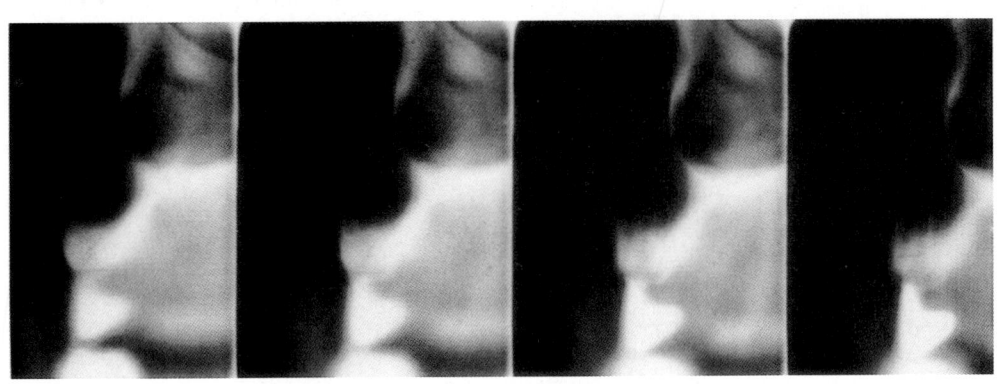

图 5.45　断层X线照片显示剩余骨量

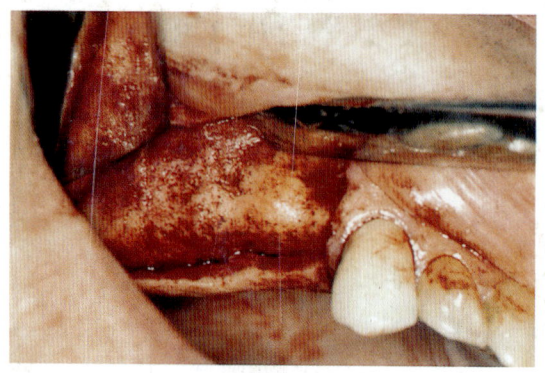

图5.48 4个月后移植材料的骨性融合

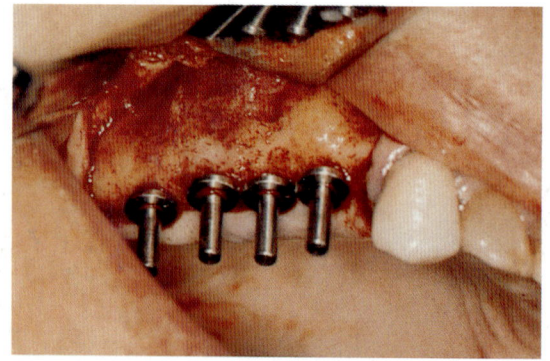

图5.49 种植部位的预备及导向钉

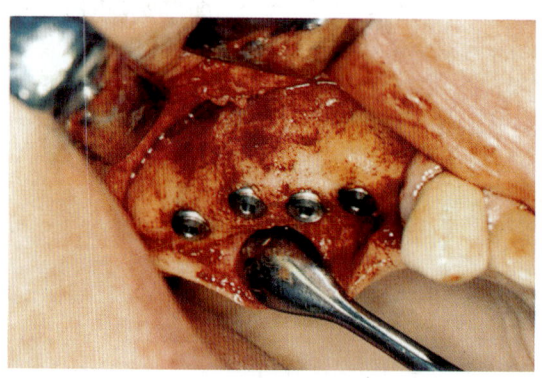

图5.50 植入移植骨内的种植体

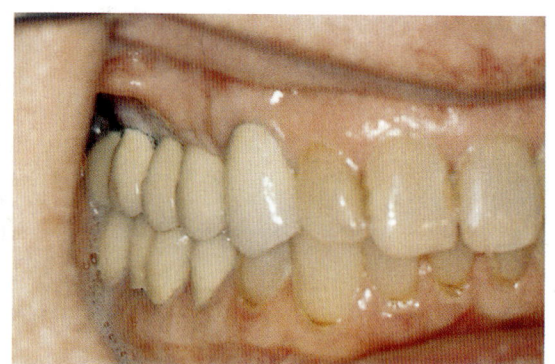

图5.51 有4个种植体支持的桥修复体

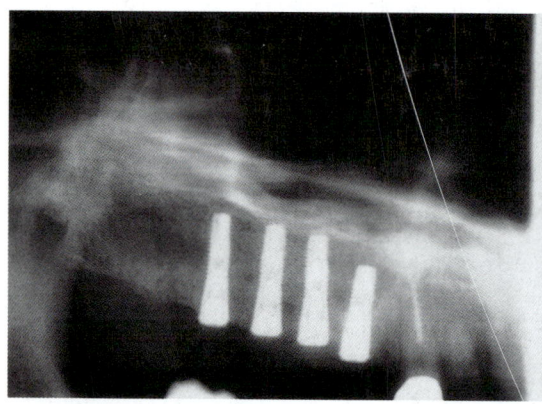

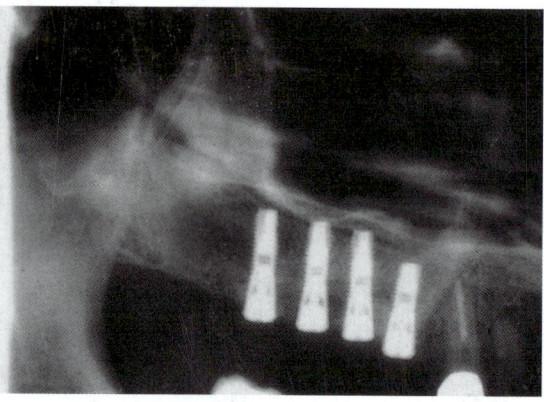

图5.52 X线片显示种植体的位置

第五章 嵌入骨移植

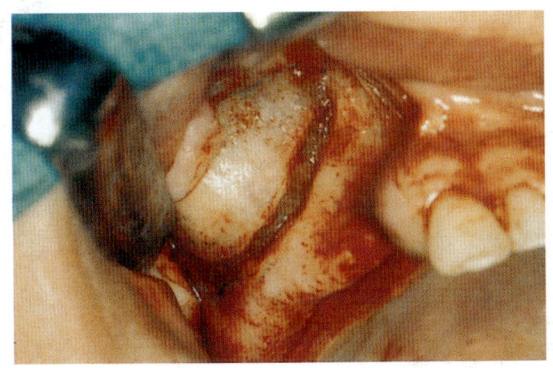

图 5.53 上颌骨右侧后部的骨窗

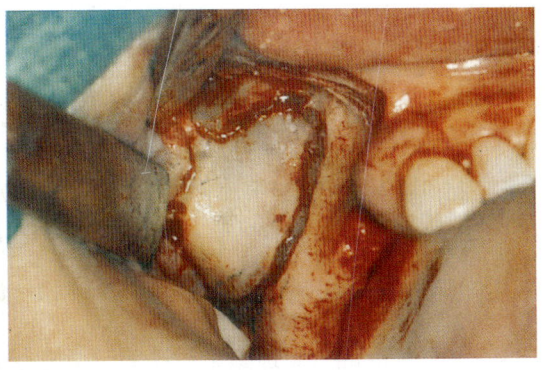

图 5.54 骨窗的不全骨折及翻起上颌窦黏膜

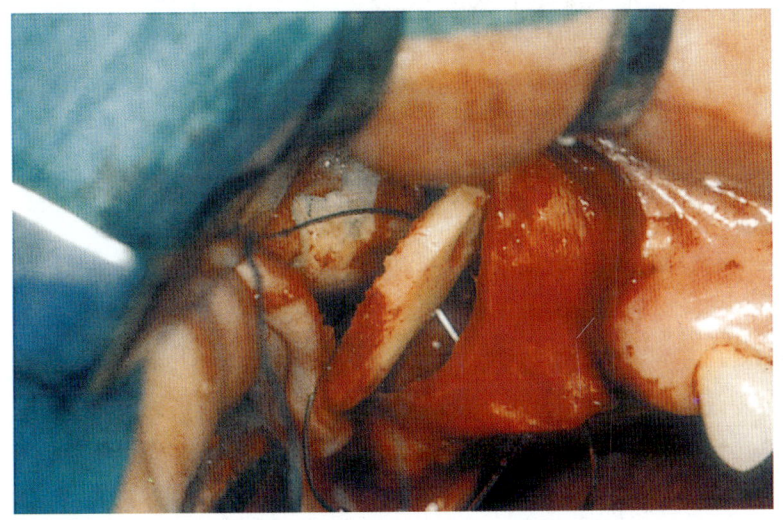

图 5.55 取自右下颌角(皮质骨)的移植骨充填在骨窗及上颌窦黏膜下。以骨缝合术缝合移植材料

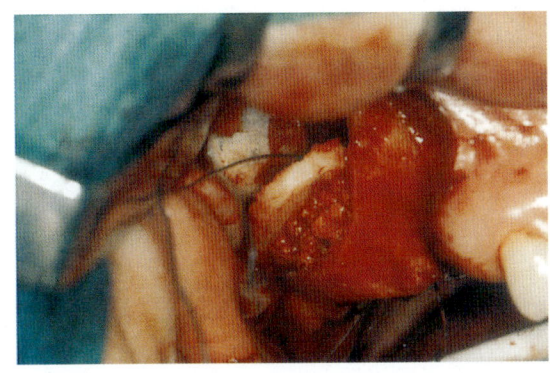

图 5.56 用颗粒状骨充填皮质移植骨下的间隙

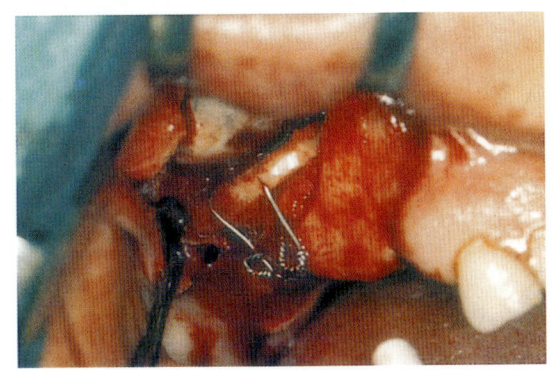

图 5.57 通过缝合将移植骨固定

5.3 牙槽骨冲顶提升上颌窦

现在已研究出通过使用特制的截骨器械将牙槽骨冲压入上颌窦的方法,该器械可将剩余牙槽嵴冲压入上颌窦腔,或通过不全骨折方法压入窦腔。Rosen 等(1999)报告了用该技术可在植入种植体前将骨量增厚3~5mm。剩余骨量的厚度应足以耐受冲压,以形成8~10mm的剩余高度。这种方法属敏感技术,而且上颌窦骨性腔底有发生难以预期骨折方式的危险情况,造成并发症,如上颌窦黏膜破裂。

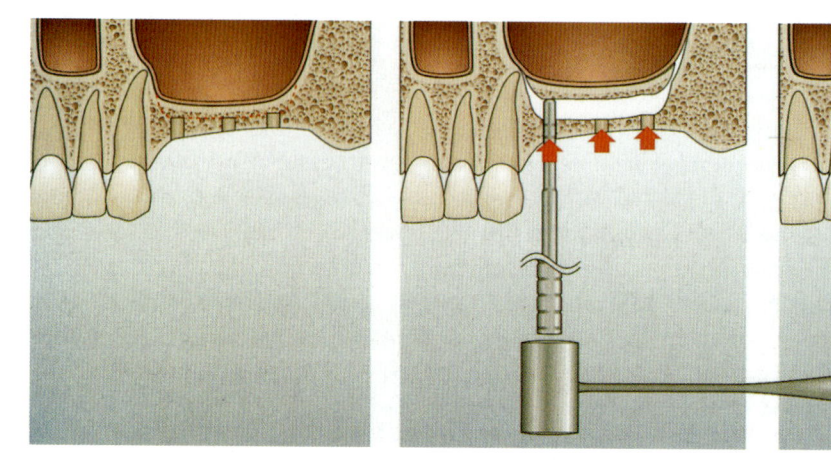
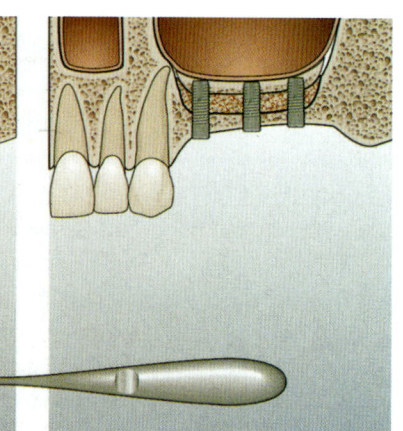

图 5.58　以截骨技术进行上颌窦冲顶

5.4　上颌截骨术及内置式骨移植

对于无牙上颌骨牙槽突重度或全面萎缩,有必要移植整个上颌骨,以便从整体上重建牙槽突。在长期戴义齿的过程中,牙槽突的持续性吸收常常导致上颌基底和下颌骨间垂直关系不正常。在这些情况下,不但有必要重建牙槽突的骨量,也有必要纠正颌骨间垂直关系,以便种植体在轴向上更好地负载。上颌截骨术可在水平方向及垂直方向上调整上颌骨的位置,因此,它是改善上颌基底和下颌骨间关系的唯一方法。

5.4.1　手术技术

在一侧第一前磨牙到另一侧第一前磨牙的范围内做前庭切口。应当注意切口

第五章 嵌入骨移植

不要太长，否则会影响上颌骨的血供。翻起黏骨膜瓣，暴露鼻孔及面中部。定位眶下孔，轻轻揭起鼻黏膜，注意不要使其损伤或割裂。贯通鼻腔和骨性鼻腔底的移植区域是不可取的。在放入移植骨之前移开上颌窦隐窝底的窦黏膜。

对从髂嵴获取的移植骨进行塑形，以便放入上颌窦隐窝及鼻腔底，并将松质骨置于其下。将皮质移植物和松质骨混合，然后进行充填，皮质部分面朝上。用骨缝合技术固定移植骨，向前及向下调整上颌骨的位置之后，用微型钢板将上颌骨固定至面中部。在鼻孔的每一侧用一块钢板固定，如果有必要，可将皮质骨放入上颌骨和面中部间的截骨间隙内。以连续缝合方式关闭前庭切口，愈合两周后拆除缝线。

对于全上颌骨重建，应从髂嵴获取移植骨。移植后愈合4~5个月，然后再植入种植体。正如大多数移植术那样，在初期愈合阶段需要应用抗生素。

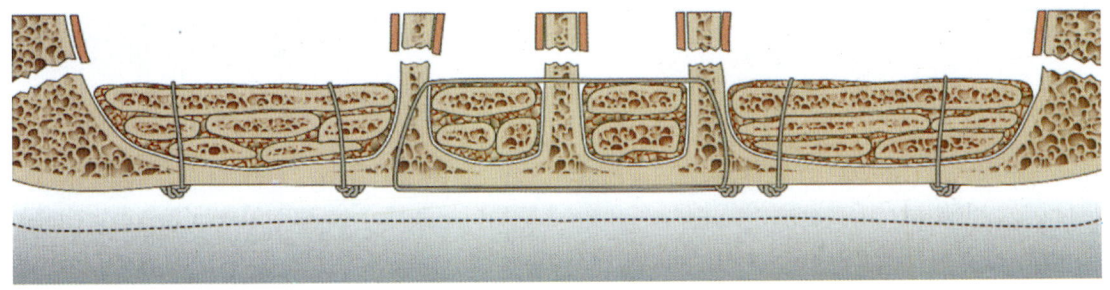

图 5.59　上颌截骨术

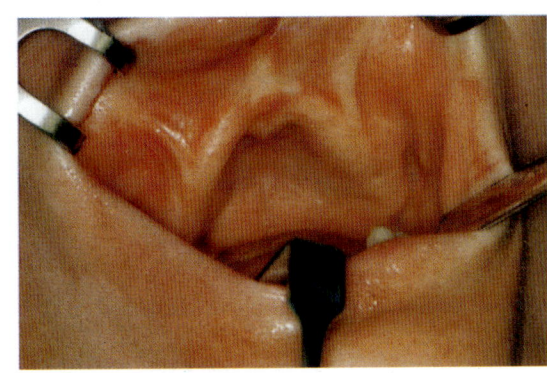

图 5.60　上颌骨重度萎缩

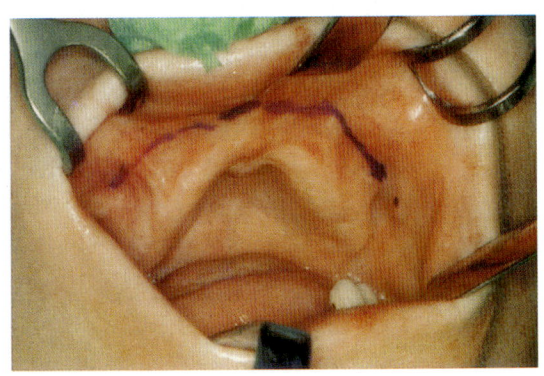

图 5.61　标记前庭切口

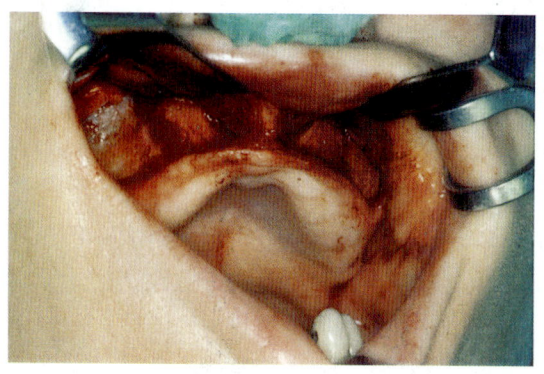

图 5.62 翻起黏骨膜瓣，暴露鼻(注意鼻腔底与牙槽嵴处于同一水平)

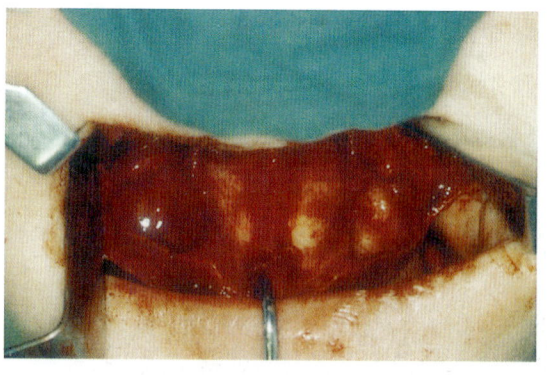

图 5.63 将严重吸收的菲薄上颌骨向下折断，暴露上颌窦腔和鼻腔底

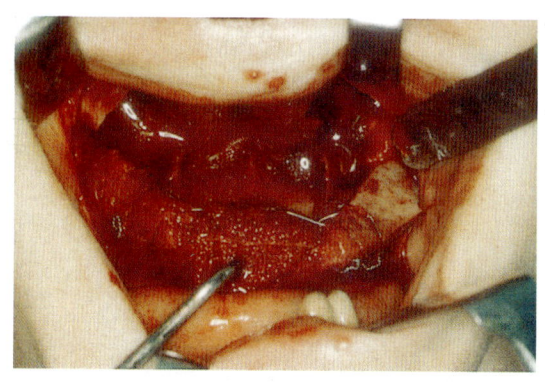

图 5.64 将从髂嵴获取的移植骨放入上颌窦腔及鼻腔底，并用骨缝合法固定

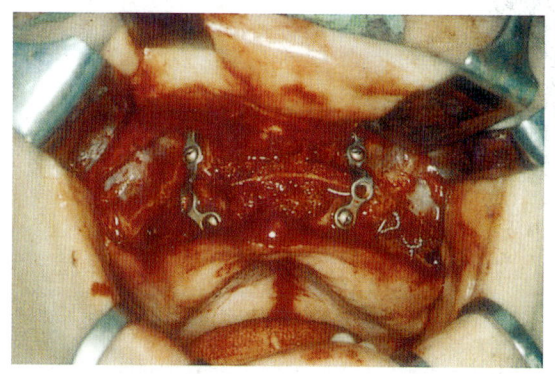

图 5.65 将上颌骨向前、向下调整位置，并用两片钢板在鼻孔两侧分别固定

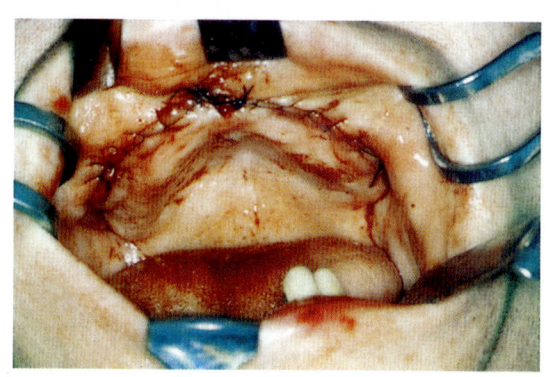

图 5.66 连续缝合关闭前庭切口

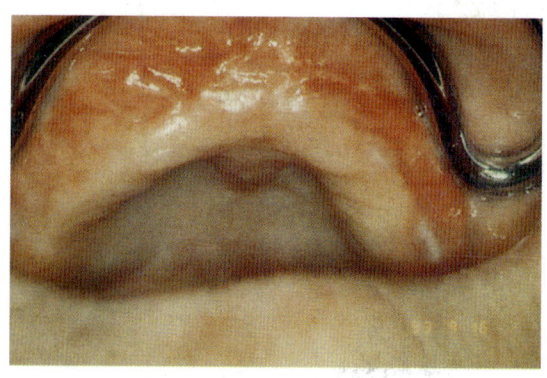

图 5.67 两周后软组织愈合

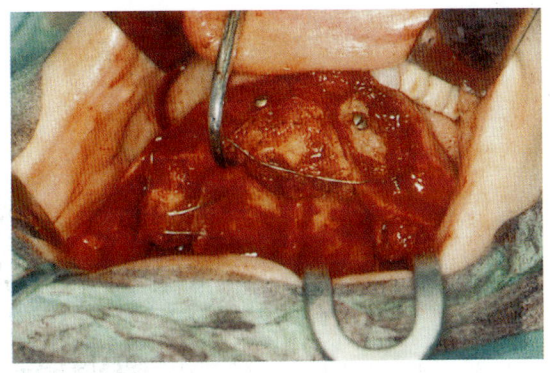
图 5.70 向下折断的上颌骨中的植骨及骨缝合

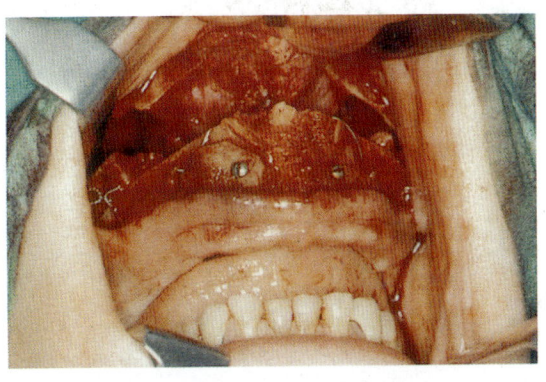
图 5.71 在鼻腔两侧用钢板固定移植后的上颌骨

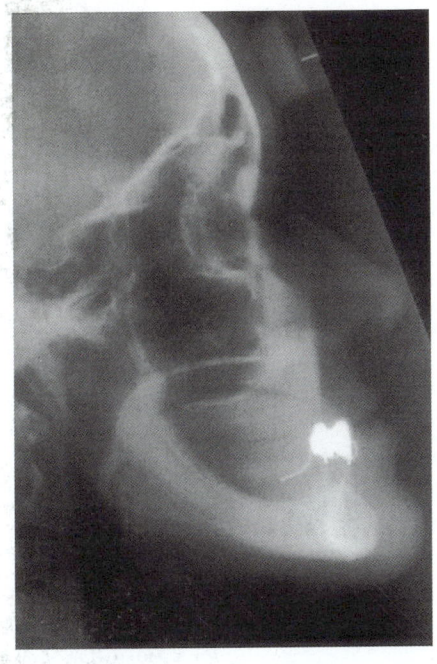

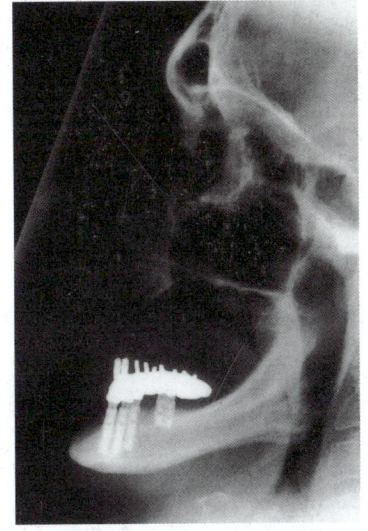
图 5.73 头颅侧位片进一步说明上颌骨骨量不足及患者为反𬌗

图 5.68 术前头颅侧位片

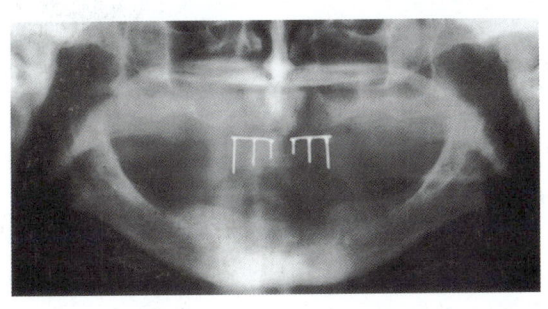

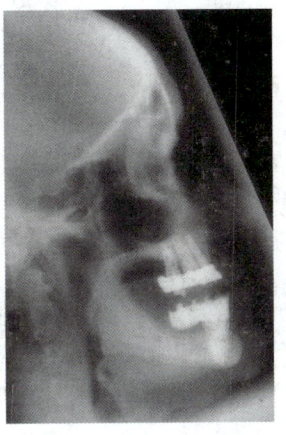

图 5.72 全景X线照片显示重度吸收的上颌骨

图 5.69 植骨及上颌骨前徙后头颅侧位片

上颌骨种植体的骨移植技术

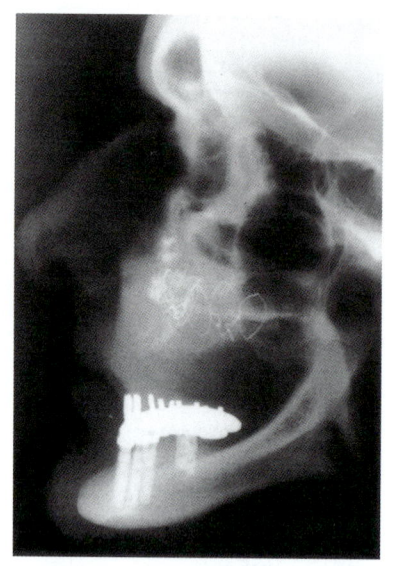

图5.74 经过Le Fort I型截骨术、插入骨移植及上颌前徙后的头颅侧位片

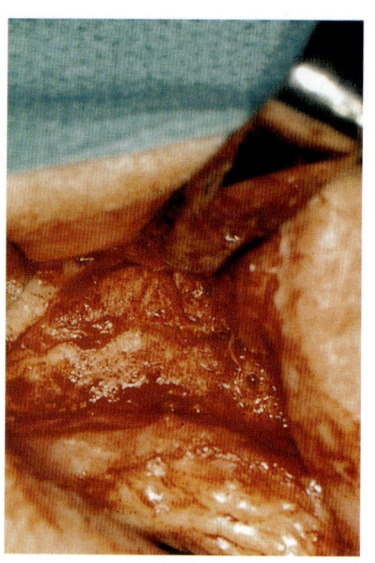

图5.75 骨移植愈合4~5个月后的临床照片

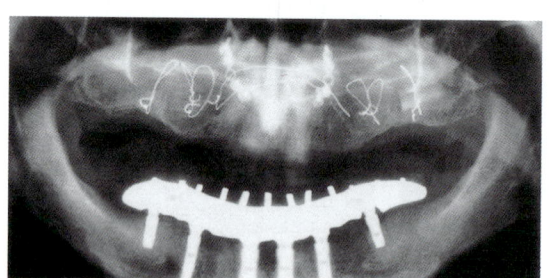

图5.76 移植手术后全景X线照片

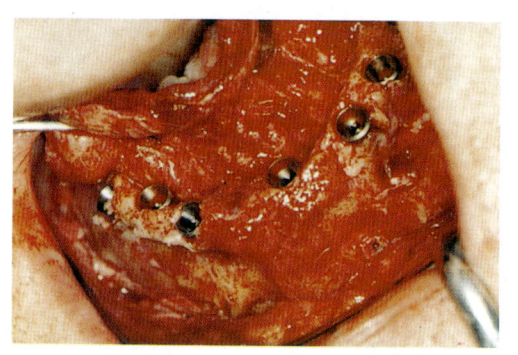

图5.77 上颌骨植骨后植入种值体

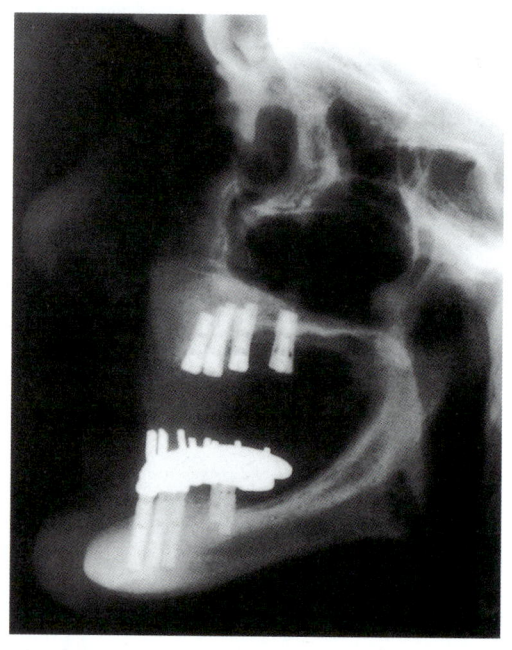

图5.78 前徙的上颌骨的头颅侧位片，上颌骨内植有种植体

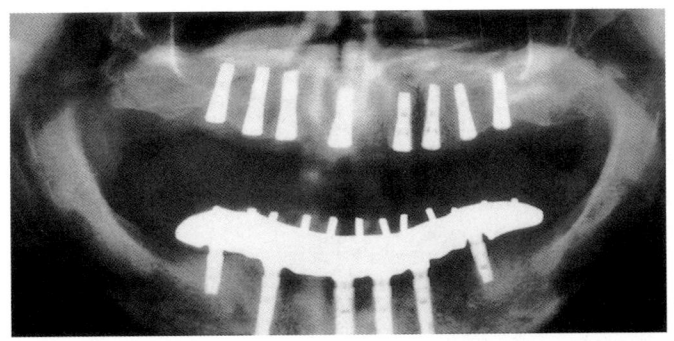

图5.79 高种植体位置全景X线照片

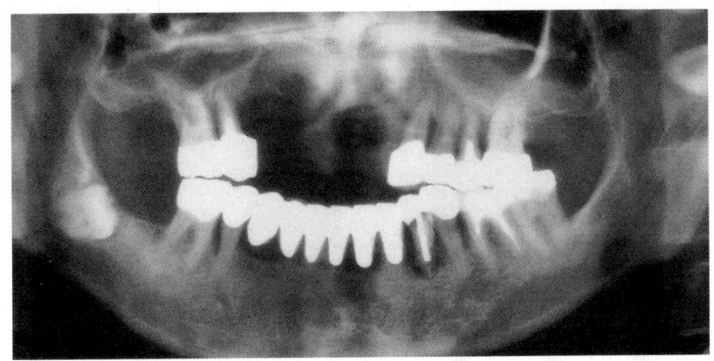

图5.80 上颌剩余牙列患有进展性牙周病及龋病的患者的全景X线照片。注意前牙的创伤性缺失

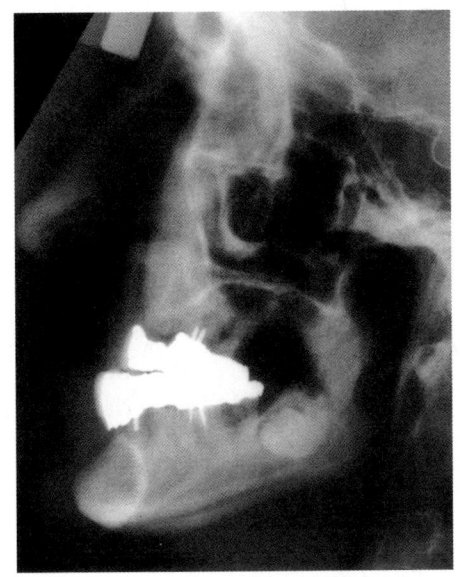

图5.81 头颅侧位片显示患者反𬌗,部分原因由创伤性损伤引起

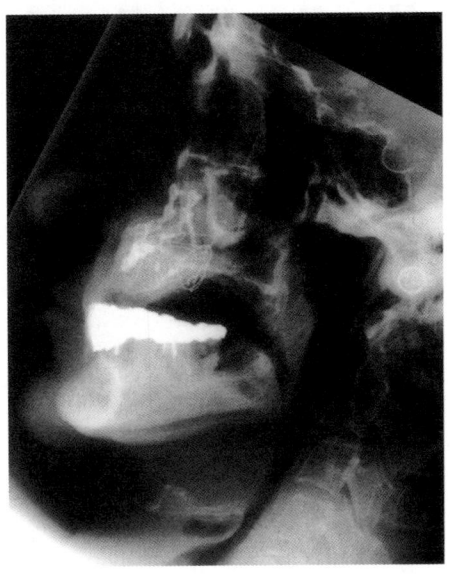

图5.82 上颌前徙截骨术及插入骨移植后的情况

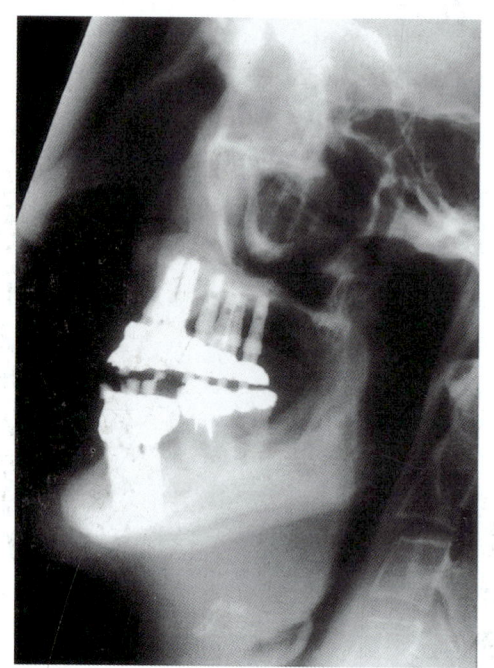

图 5.83 种植桥修复

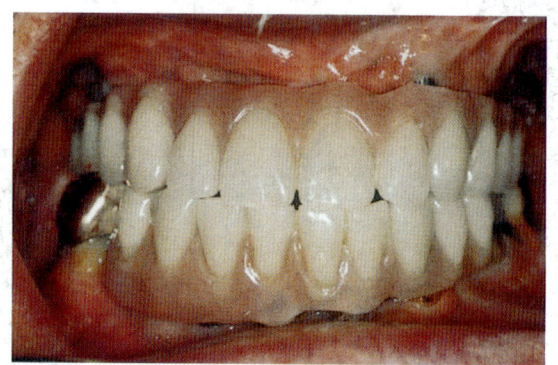

图 5.85 义齿修复后的临床情况

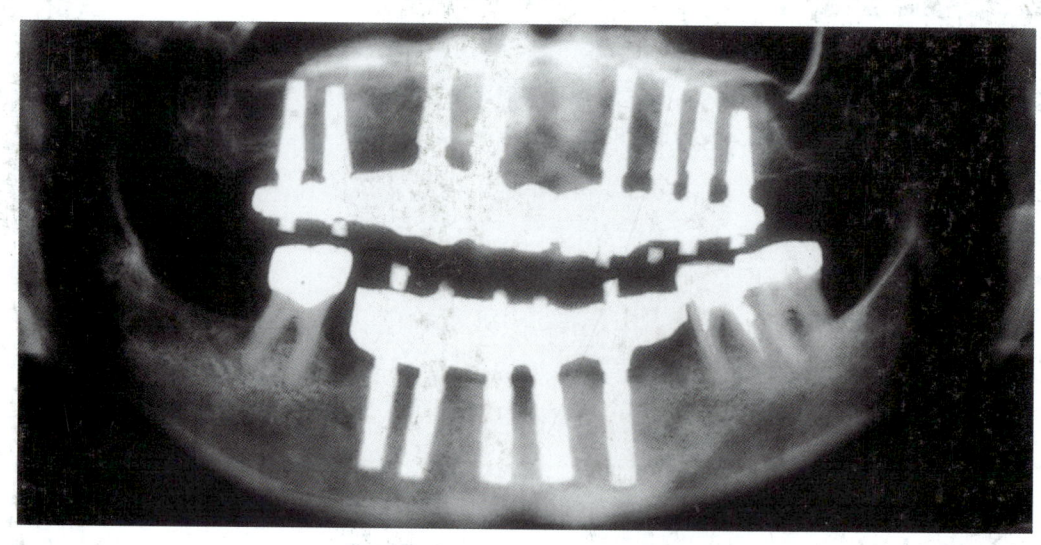

图 5.84 种植修复后全景X线片

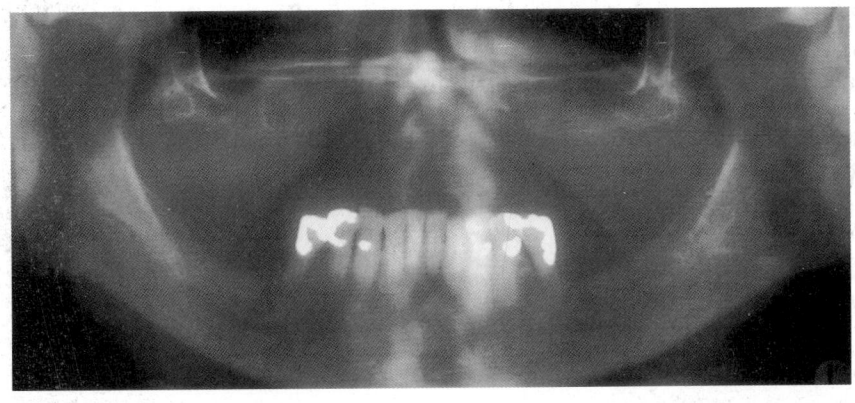

图5.86 上颌骨几乎完全缺如的病例。头颅侧位X线片显示严重后缩的上颌骨

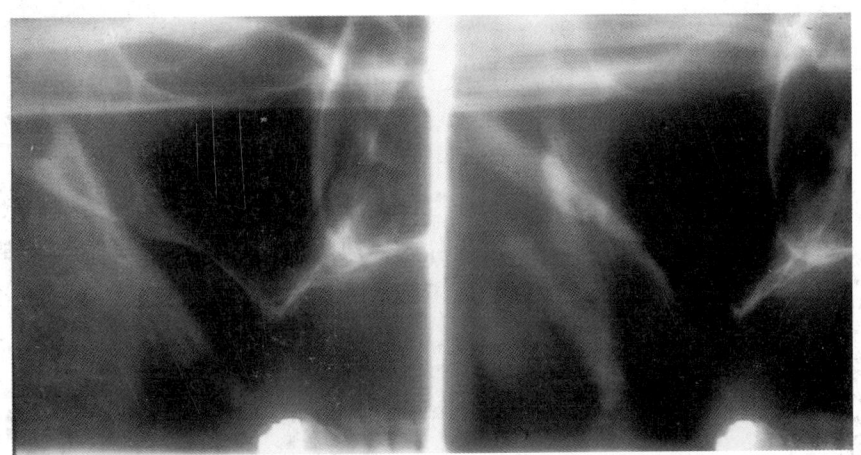

图5.87a X线断层片显示上颌窦腔下骨质缺如

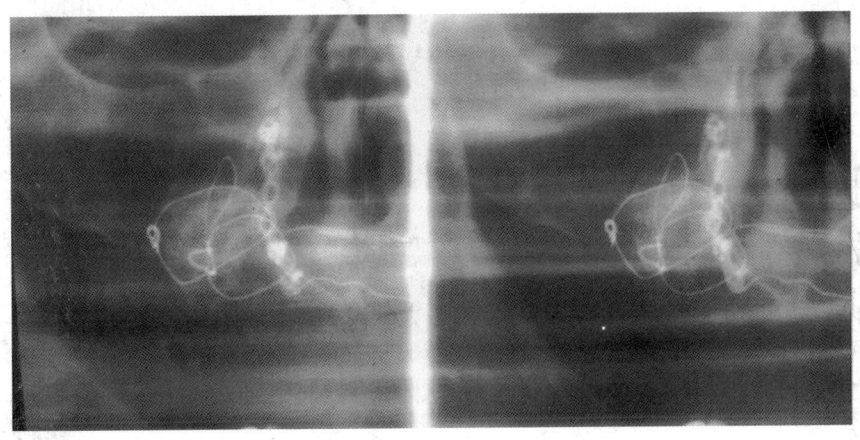

图 5.87b 骨移植后同一个位置的X线片

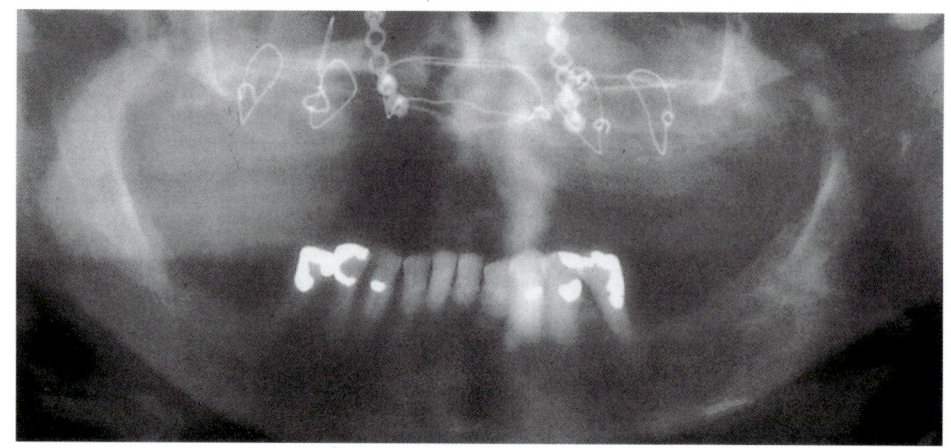

图5.88 骨移植后的全景X线照片

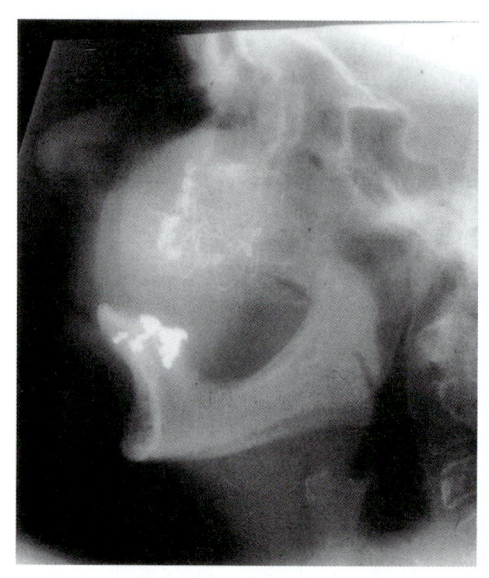

图5.89 骨移植后的头颅侧位片显示垂直关系得到改善

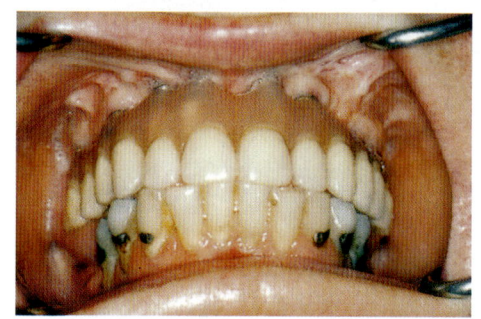

图5.91 桥体修复后的临床照片

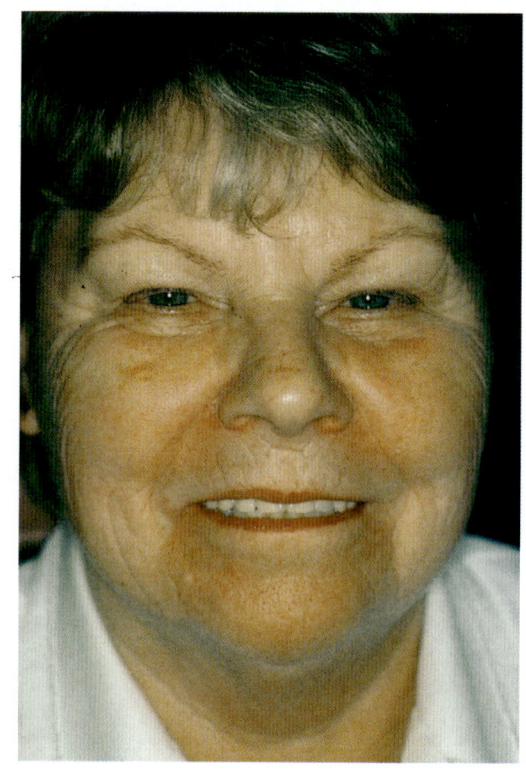

图5.90 义齿修复后的患者

第六章　用于骨扩增的骨段截骨术

6.1　适应证

该手术可用于牙槽嵴高度不足，但宽度满意的患者；也适用于诸如创伤性缺损所致的牙槽突局部缺损。

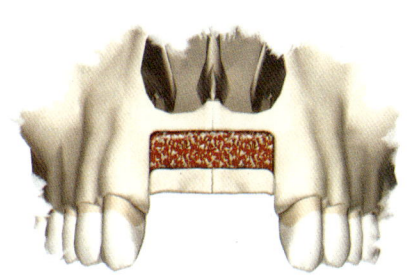
图6.1　骨段截骨术

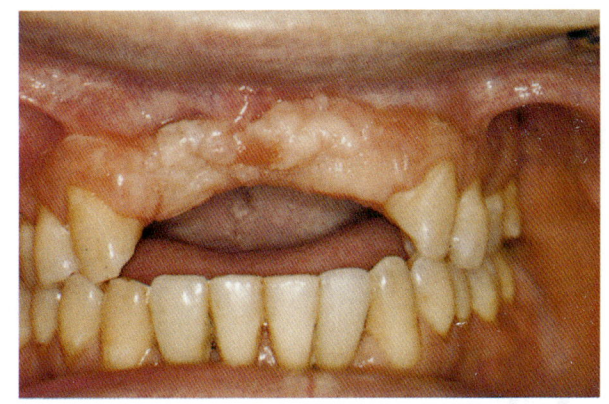
图6.2　上颌前牙区域创伤性损伤导致牙齿及牙槽骨缺失

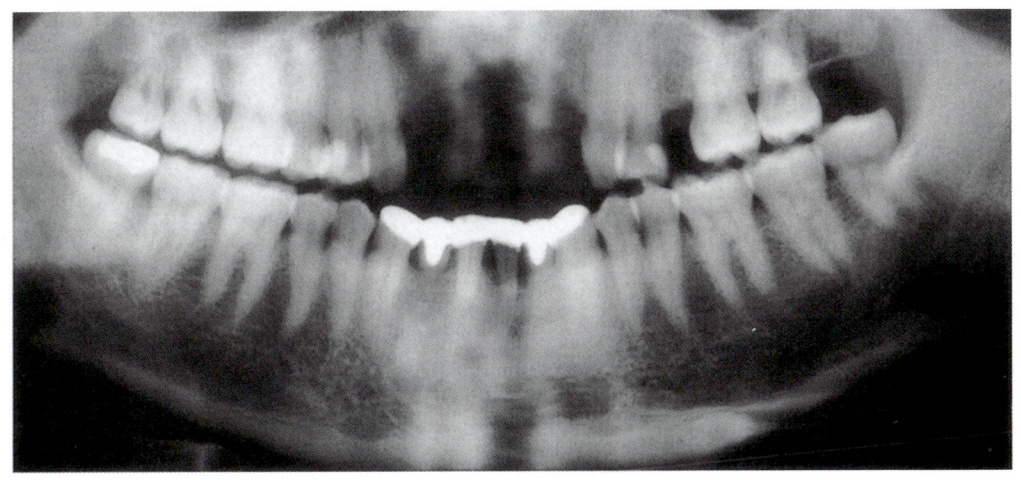
图6.3　全景X线照片情况

上颌骨种植体的骨移植技术

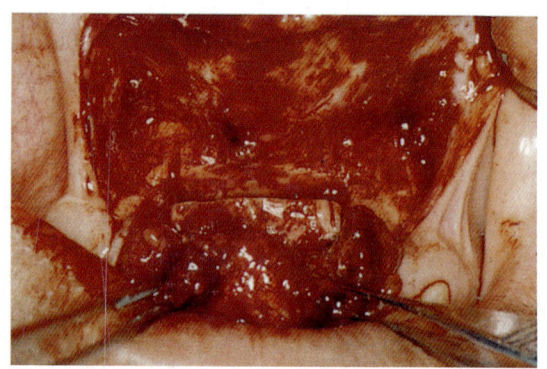

图 6.4 采用前庭切口，暴露牙槽突，并对缺牙部分进行骨段截骨术

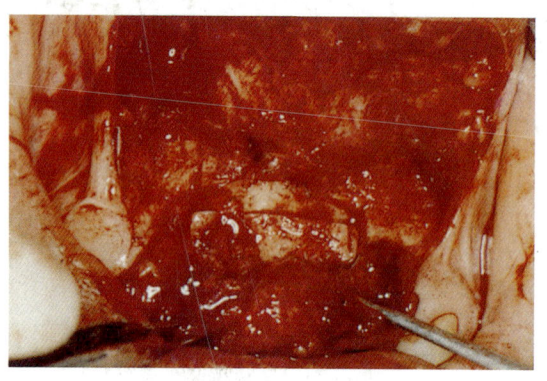

图 6.5 将从颏部切取的移植骨填入截骨间隙中，以增高牙槽嵴

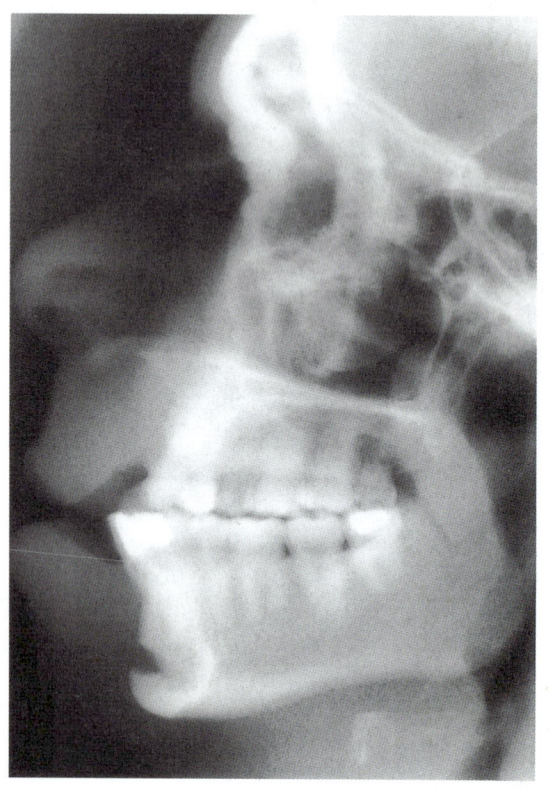

图 6.6 头颅侧位片显示骨移植部位

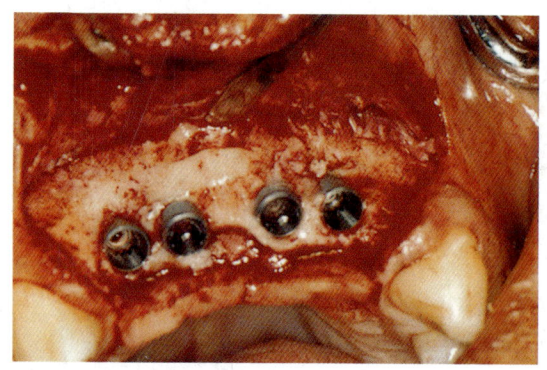

图 6.7 升高的牙槽嵴植入种植体

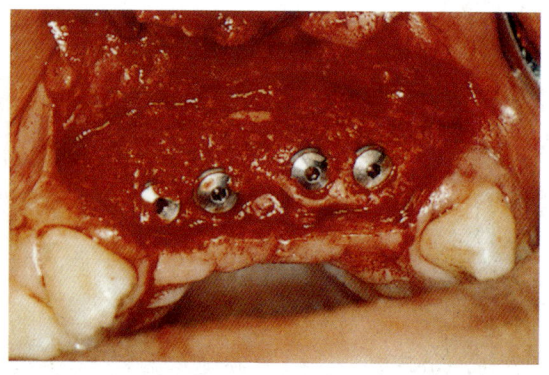

图 6.8 用从器具BoneTrap™收集的骨组织填平骨表面

第六章 用于骨扩增的骨段截骨术

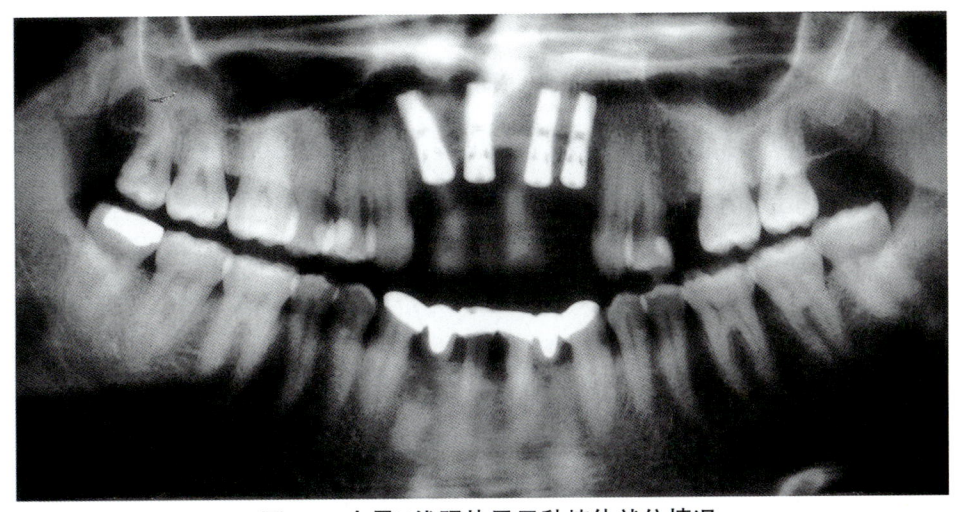

图 6.9 全景X线照片显示种植体就位情况

6.2 手术技术

主要目的是保持所截骨段的活力。切口应位于前庭沟,以保持来自侧面黏膜、舌侧及腭侧黏膜的血液供应。

用薄刃摆动锯在离牙槽嵴数毫米处做水平向截骨,骨段两侧做垂直截骨,截骨穿透骨组织,但不要穿透骨膜及黏膜。所截骨段可在所连软组织的弹性极限内移动,将所需厚度的皮质移植骨塞入牙槽突基底与所截骨之间腔隙中。用钢板固定所截骨及移植骨。

由于黏膜组织的弹性,下颌骨的截骨段更容易移动,而在上颌骨,腭黏膜的紧密附着使得截骨移动相对困难。在上颌骨,所截骨段易于向腭侧倾斜。建议小心缝合,以防止与口腔贯通。根据移植骨的皮质骨特性,愈合需要4~6个月。

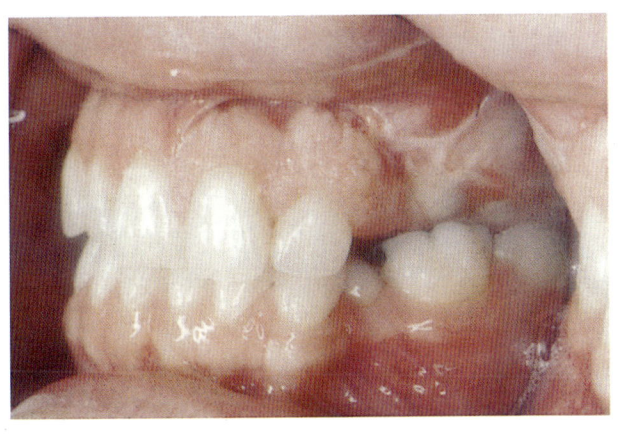

图 6.10 患有纤维发育异常的患者,其上颌后部无牙区已经增高,妨碍了𬌗修复

上颌骨种植体的骨移植技术

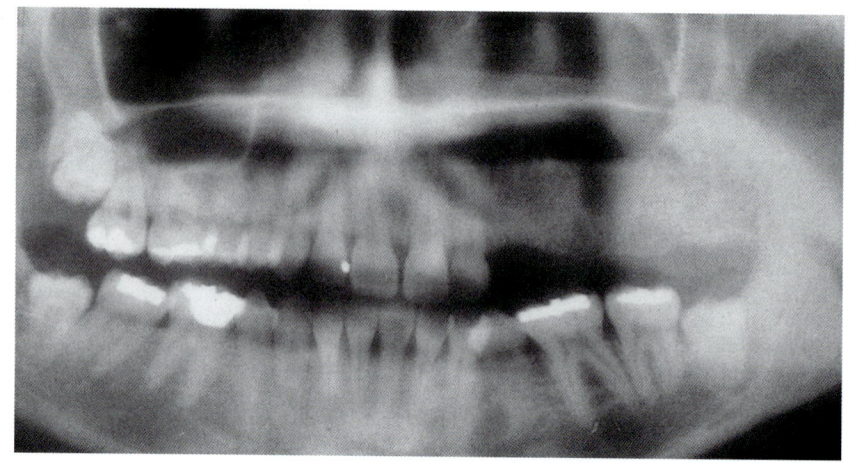

图 6.11　全景X线照片显示下颌牙列与对颌牙槽嵴间已无间隙

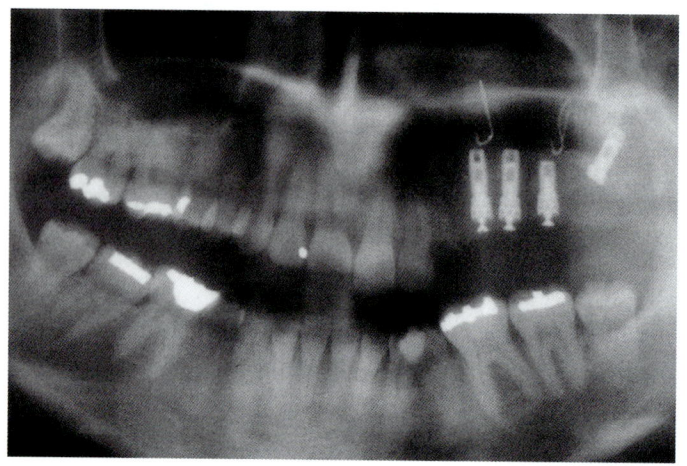

图 6.12　通过手术将骨段向内突入，并植入种植体

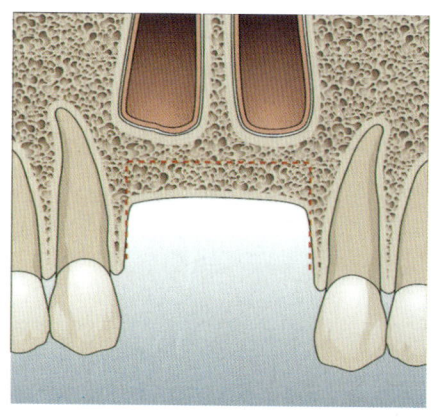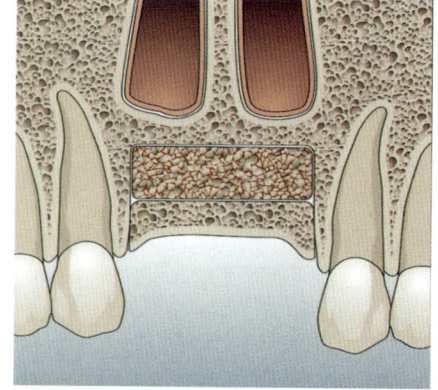

图 6.13　同时进行骨移植的骨段截骨术

第七章　用于牙槽骨扩增的牵张成骨

7.1 适应证

这一方法适用于牙槽突低矮但基底宽的牙槽突缺损。

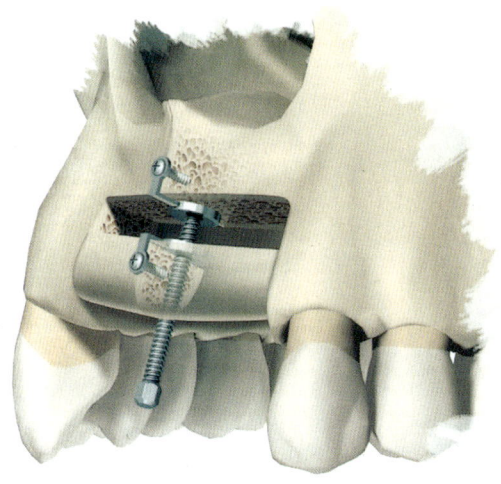

图 7.1　骨牵张

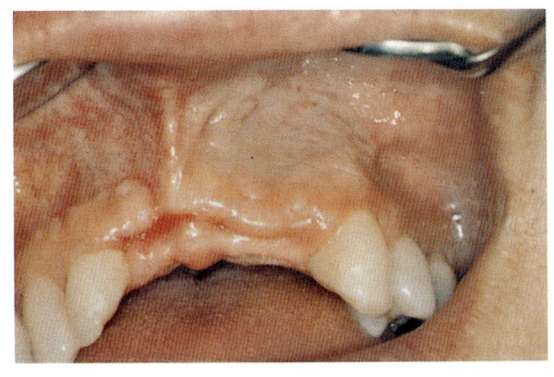

图 7.2　创伤所致牙齿缺失及骨缺损患者的临床情况

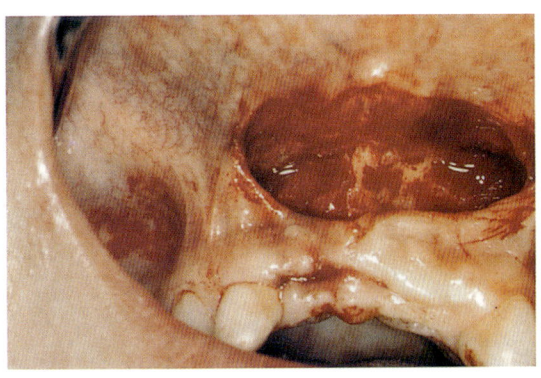

图 7.3　做前庭切口并暴露牙槽突

上颌骨种植体的骨移植技术

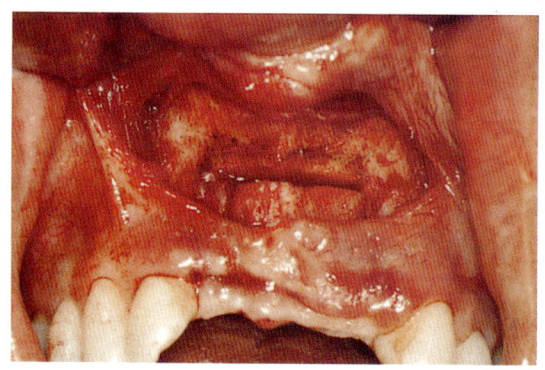

图 7.4 用薄刃摆锯进行部分截骨

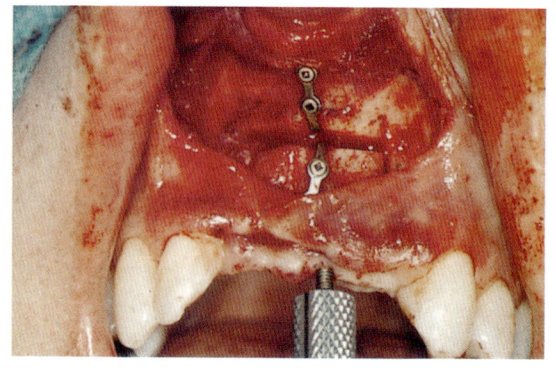

图 7.5 用薄钢板（制动板及牵张板）固定被截骨及牙槽突基部，将牵张螺丝旋入并穿透被截骨

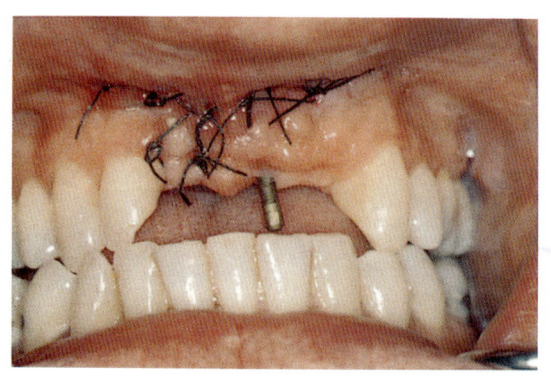

图 7.6 愈合期后临床情况

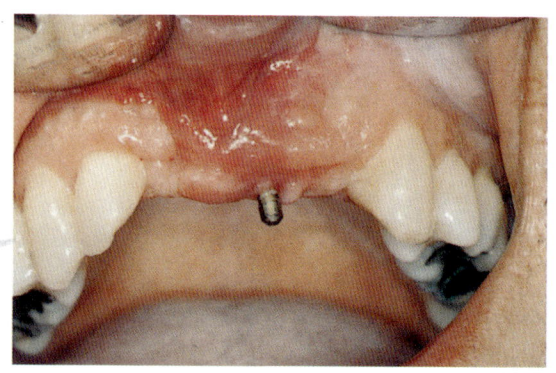

图 7.7 牵张一周后被截骨断升高

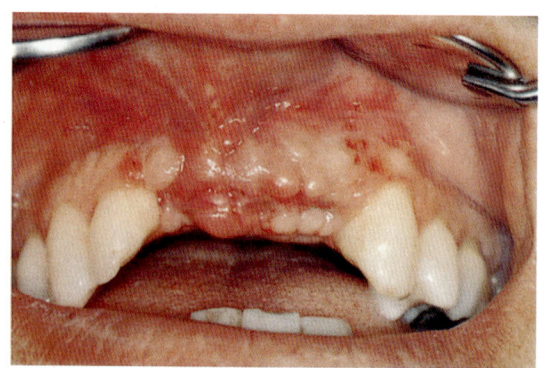

图 7.8 牵张后最终情况

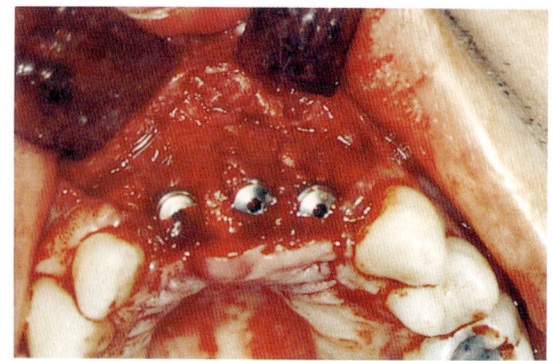

图 7.9 植入种植体

第七章 用于牙槽骨扩增的牵张成骨

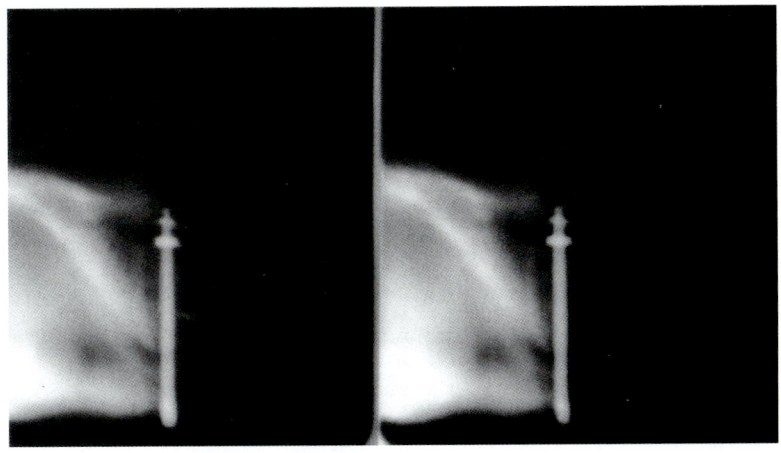

图 7.12 牵张前的X线断层照片

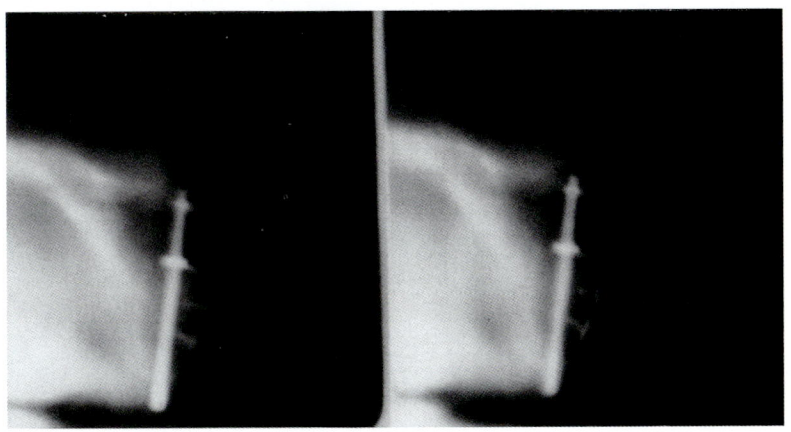

图 7.13 X线断层照片显示牵张成骨7~8mm

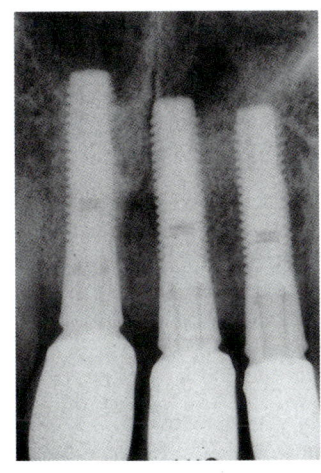

图 7.10 X线照片显示种植体情况

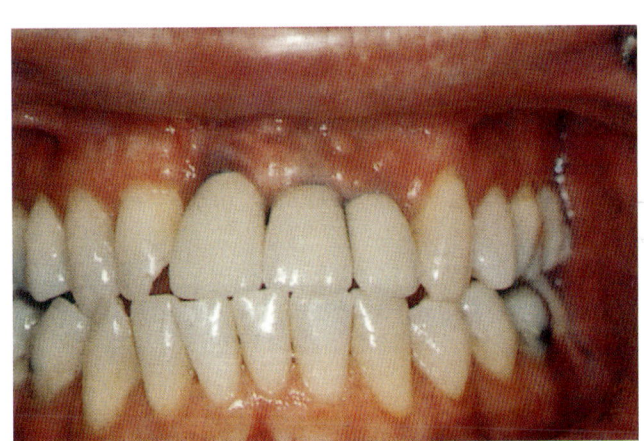

图 7.11 桥体修复后

7.2 手术技术

当断骨面缓慢地分离时,牵张作用可持续性形成新骨。该技术一定要用前庭切口,以保持被牵骨的血液供应。完整的骨膜是骨再生成功的重要先决条件。

截骨应切穿骨皮质板,也应切穿中间的松质骨。移动被牵张骨块,安放牵张器。牵张器一般由两块钛板组成,一块固定到移动的骨块上,另一块固定到牙槽骨基底上。牵张螺丝穿过移动骨块上的钛板,而且螺丝有一定锥度,以便与移动骨块上的钛板的孔相配合。牙槽骨基底上的钛板上有一阻挡螺丝的挡孔,可使移动骨块牵离牙槽骨基底。小心缝合,关闭切口,让其愈合数周。

软组织基本愈合后,每天将牵张螺丝旋进0.4mm,连续进行10天,使骨牵张量达4mm。根据解剖情况当然还可以进一步牵张。

牵张阶段完成后,牵张区需要6~8周的巩固。去除牵张器后,按照常规方法进行种植体植入。

只要骨量足够够截出骨块而又不损伤神经管或上颌窦,那么牵张成骨可以在牙槽突的任何部位进行。牵张成骨的适应证与截骨术相同,但是对组织的逐渐牵引使其更适合于一些困难情况,而在这些情况下截骨移动或多或少是不可能进行的。上颌骨腭侧黏膜常常导致此处所截骨向腭侧倾斜。

当然,牵张方法存在的一个问题是它不改变牙槽突的外形。所以,如果有诸如不良外形的缺损,牵张后仍保持其外形。然而,作为其他骨再生方法的补充,牵张成骨在上、下颌骨的扩增术中有其地位。

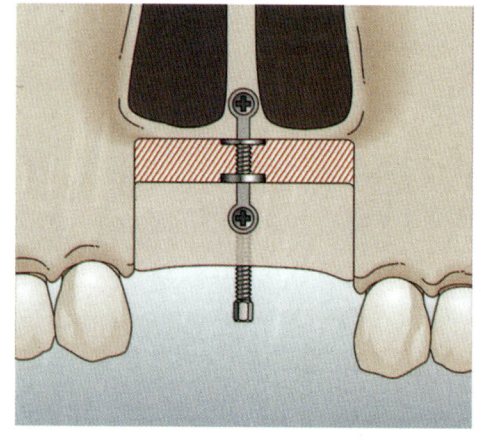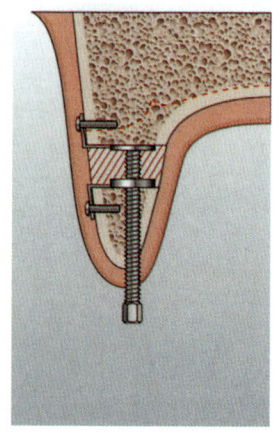

图 7.14 骨牵张技术

第八章 并发症

8.1 移植部位

正如所有外科手术一样，移植术也有并发症的风险。并发症与移植方法、移植物的愈合及种植体与移植材料的整合有关。并发症严重的病例，除了诸如疼痛及受损肢体暂时运动受限这些常见的术后问题外，还可出现因髂嵴骨移植导致的腹腔穿孔、疝气形成、髂嵴缺损性边缘愈合或髂嵴骨折。

从肋骨获取移植骨可引起一定时间内的疼痛，而且对于切取骨太多的病例，也有骨折的风险。

从颏部获取下颌移植骨可引起口底严重出血，特别是双皮质骨移植的情况。对于情况最差的病例，这样的并发症可能因呼吸道阻塞而致命。如果截骨在太靠近下颌牙根尖的部位进行，可能会出现牙髓丧失活力及感觉障碍的现象。因干扰下牙槽神经前支而引起的神经痛是另一个难以解决的并发症。疼痛常常发生在移植后的这一区域。

从下颌角及升支部位获取移植骨一般很少导致疼痛，但总是造成一定的肿胀。如果下颌体的劈裂位置太靠中间，就有创伤下牙槽神经的风险。从牙槽突获取移植骨是由所截骨的范围及其与相邻解剖结构的关系决定的。

对于颅顶骨移植物来说，如果移植技术突破内层皮质骨板，则在技术上可能会影响颅内结构。

8.2 覆盖移植

对于覆盖移植，可能形成的并发症是由于黏膜覆盖不足、组织瓣的张力性破损或黏骨膜血供不足所致的移植骨暴露。在这些情况下，整个或部分移植骨将被吸收，最终不得不去除。如果同时植入了种植体，则一个或数个种植体会脱落。在那些没有功能性刺激的部位，覆盖移植骨的吸收是一个不可避免的并发症。因义齿或咀嚼压力所致的移植骨移动会引发炎症，最终导致骨移植失败。

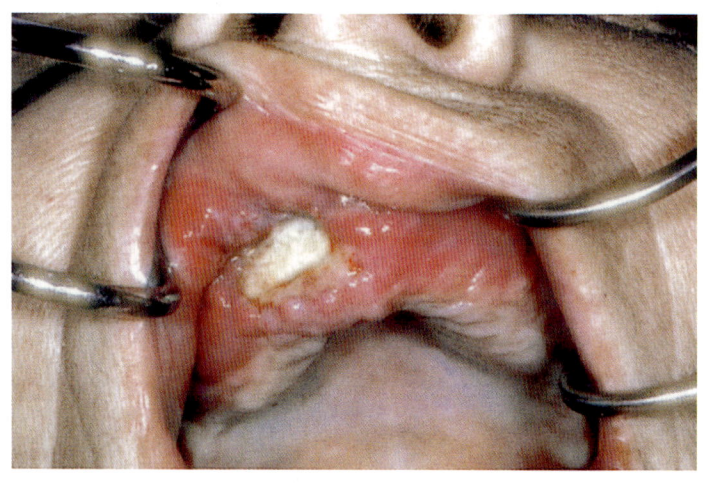

图 8.1 大面积覆盖移植骨部分暴露，二期愈合过程中有部分移植材料缺失

8.3 嵌入移植

关于上颌截骨术，手术并发症可能有神经损伤、术中及术后出血。重度吸收的上颌骨很薄，很容易发生骨折，应小心进行。保持鼻黏膜的完整是重要的，以防止鼻腔细菌侵入移植骨内。如果发生穿孔，通过紧密缝合来修补穿孔是基本方法。未固定的骨移植物碎片也会引发炎症。

在移植的上颌骨与面中部骨间必须有良好的骨接触。如果骨接触不良，可能形成假性关节。如果上颌骨过早地承受外力，也可能形成假性关节。然而，创口开裂很少发生在嵌入移植术中，但可发生在覆盖移植术中。

如果上颌窦黏膜被割裂或穿孔，则上颌窦提升术可能发生诸如上颌窦炎及移植骨缺失这样的并发症。如果血液或外来颗粒进入上颌窦腔，则并发症的危险是显而易见的：可因上颌窦腔向移植部位形成微小排泄及向上颌窦腔通风而容易产生感染。要治愈已形成的上颌窦感染也是困难的，因此在移植手术开始前应考虑慢性上颌窦感染问题。移植材料松动也是造成感染的一个危险因素，而且如果在狭窄的牙槽嵴内同时植入种植体和移植材料，那么在整个植入复合体内会产生微小移动性，其结果是种植体和移植物都会缺失，并会产生诸如口-窦瘘形成这样的严重术后并发症。

第八章 并发症

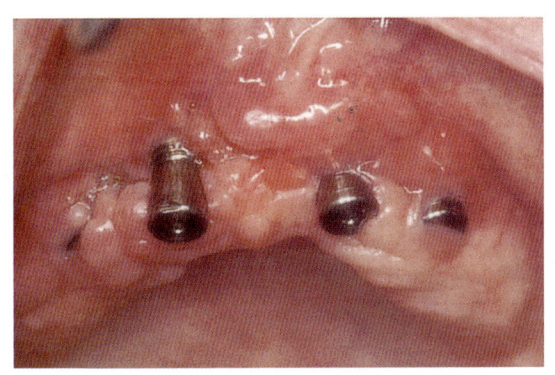

图 8.2 义齿性创伤导致愈合帽及种植体部分暴露

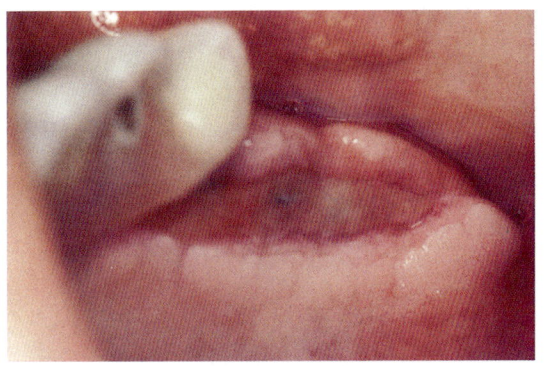

图 8.3 与上颌窦移植后牙槽嵴切口裂开

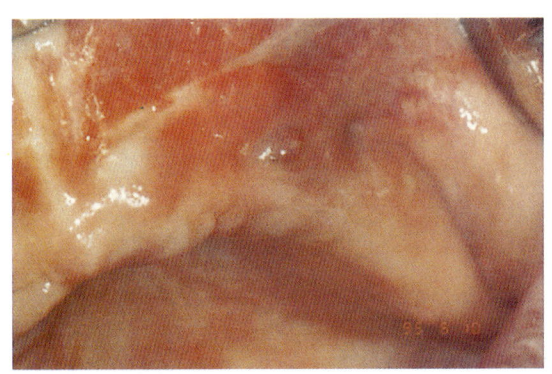

图 8.4 上颌窦提升术后上颌窦炎，伴有瘘口形成

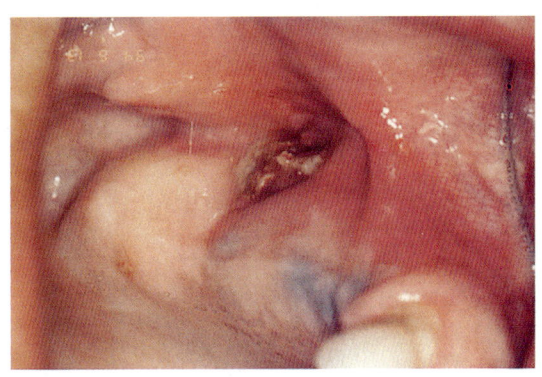

图 8.5 上颌窦移植骨分离

第九章　上颌重建术中的骨替代材料

9.1 骨替代材料

在寻找与骨组织混合或移植骨替代材料过程中，临床上对许多不同的材料进行了试验。羟基磷灰石是正常骨组织及牙齿的主要成份，而且在种植时代之前，已应用于扩增术许多年了。该材料对骨组织有很好的亲合性，可作为非血管化的硬质扩增材料。如果以颗粒形式应用，则纤维组织可侵入其颗粒间。Bio-Oss®是用于临床取自于牛骨珊瑚色的骨替代材料，其颗粒植入后，纤维组织也可侵入其颗粒间。然而，将这些骨替代材料与自体骨按1:1的比例混合应用，成功率更高。因此，使用这些异质移植物及异种移植材料意味着可减少使用自体移植骨量。

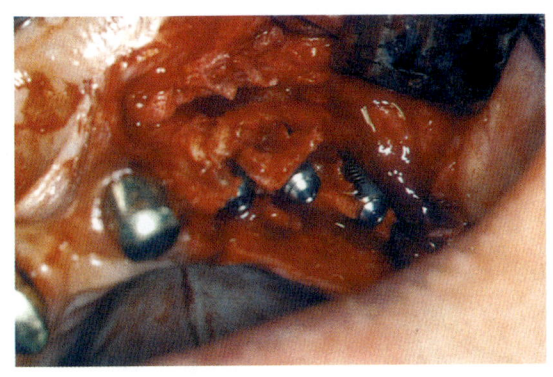

图 9.1 种植体植入后周围骨量不足的患者

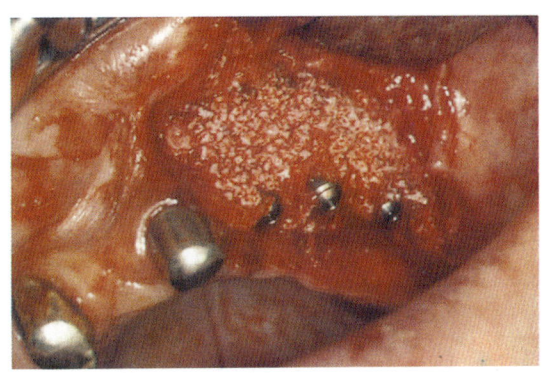

图 9.2 Bio-Oss® 颗粒被用来改善稳定性，并增加牙槽嵴宽度

第十章 总结与结论

现代种植时代开始时，只有骨量充足的患者才可能进行种植修复。下颌骨被认为是用种植体修复的最重要的区域。然而，随着时间推移，上颌骨也成为种植治疗的对象。可获得骨的质及骨经常是变化的，而且骨量常常不足。Branemark及其同事（Adell等，1990b）是通过覆盖骨移植法尝试重建上颌骨的代表人物。他们也尝试将种植体先植入到臀部骨中，然后将骨/种植体复合体转移至下颌骨。但是，关于上部结构的种植体定位出现了多方面的问题，之后，出现了通过种植体本身将马蹄形覆盖移植骨固定到上颌骨量不足的牙槽骨的方法。也有人曾提出用颗粒骨组织扩增上颌骨的方法。（Breine和Branemark，1988）。

覆盖移植法也被不同的研究小组进行了小的改良。通过应用一期手术，种植体和移植骨被同时植入。研究表明，根据所用技术及预防措施，成功及存活率为60%～80%（Donovan等，1994；Isaksson和Alberius 1992；Jensen等，1990；Kahnberg等，1989）。使用此方法后所记录到的并发症为：组织瓣开裂导致移植骨暴露及随后种植体的丧失。主要用足够厚的组织瓣覆盖移植骨仍是困难问题之一。已经注意到，尽管一般在术后6个月才对种植体负载，但在愈合4个月后可获得低度骨-种植体接触（Nystrom等，1993a）。

随后的实验研究表明，二期方法具有可使移植骨在植入种植体前血管化的优点。尽管在颌骨整体重建中覆盖移植的相对成功率较低，但是在治疗颌骨垂直距离短或薄弱牙槽突增宽时，覆盖移植术仍是适用的。一项重要的外科技术发展，也是正颌外科方法的发展，是在上颌骨使用嵌入移植（Boyne等，1980；Hall et al.1991；Jensen等，1992）。目前，无论是上颌窦提升术，还是合并上颌截骨术，嵌入骨移植在上颌骨使用的频率比用于严重吸收的上颌骨覆盖移植更多（Kahnberg等，1999；Keller，1992；Isaksson等，1993）。

上颌窦提升术主要用于上颌前牙区域还有剩余牙列，而上颌后牙区位于上颌窦下方牙槽突骨量不足的情况。上颌窦提升传统上按一期手术进行，即同时植入移植骨和种植体。尽管并不是所有的文献都提供上颌窦提升术前骨量的记录，但一期手术的成功及存活率从50%升高至90%。正如实验研究指出那样（Rasmusson等，1999a，b，c），采用二期方法可使移植骨在植入种植体之前再血管化。在这一方法中已使用块状及颗粒状移植骨和骨替代材料（Kent和Block，1989；Misch，1987；Moy等，1993；Kahnberg等，1989）。成功及存活率依据移植骨和骨替代材料的类型及所用技术而变化。

与上颌截骨术相关的交叉骨移植具有可预测的良好效果（Kahnberg等，1999；Isaksson等，1993）。一期技术和二期技术均被使用。一期技术有一定的不足，如种植体的定位及种植失败的风险较大（Sailer，1989）。二期方法具有更好的效果。上颌截骨术的优点之一是它提供了升高及降低上颌骨的可能性，以便纠正垂直向上的失调。

牵张成骨越来越引起人们的关注。通过垂直向上缓慢移动骨段，可以增加骨量。当上颌骨因有局部缺损而需要扩增时，这种方法特别有用。使用该法可以避免骨移植及随之所需的供骨部位。此法的缺点是：治疗时间长且口腔内留置有牵张器，这些会引起患者不适。然而，尽管还需要进一步的研究以确定其完全的潜力，但是许多病例表明，牵张成骨是非常有用的方法。

目前使用骨移植、正颌手术或骨牵张的重建技术，为外科专家提供了广泛的治疗选择。以恰当的方式使用这些方法，可以治疗任何颌骨骨缺损的患者，然而，这些方法也可能使情况变复杂。

参考文献

Adell, R., Lekholm, U., Rockler, B. & Brånemark, P.-I. (1981) A 15-year study of osseointegrated implants in the treatment of the edentulous jaw. *Int. J. Oral Surg.* **10**:387–416.

Adell, R., Eriksson, B., Lekholm, U., Brånemark, P.-I. & Jemt, T. (1990a) A long-term follow-up study of osseointegrated implants in the fully edentulous jaws. *Int. J. Oral Maxillofac. Implants* **5**:347–359.

Adell, R., Lekholm, U., Gröndahl, K., Brånemark, P.-I., Lindström, J. & Jacobsson, M. (1990b) Reconstruction of severely resorbed edentulous maxillae using osseointegrated fixtures in immediate autogenous bone grafts. *Int. J. Oral Maxillofac. Implants* **5**:233–246.

Albrektsson, T. (1980) The healing of autologous grafts varying degrees of surgical trauma. *J. Bone Joint Surg.* **62B**:403–410.

Albrektsson, T. (1980) Repair of bone grafts. A vital microscopic and histological investigation. *Scand. J. Plast. Reconstr. Surg.* **14**:1–12.

Albrektsson, T., Brånemark, P.-I., Hansson, H.-A., Ivarsson, B. & Jönsson, U. (1982) Ultrastructural analysis of the interface zone of titanium and gold implants. *Advances in Biomat.* **4**:167–177.

Albrektsson, T., Hansson, H.-A. & Ivarsson, B. (1985) Interface analysis of titanium and zirkonium bone implants. *Biomaterials* **6**:97–101.

Albrektsson, T., Zarb, G.A., Worthington, P. & Eriksson, A.R. (1986) The long-term efficiency of currently used dental implants: A review and proposed criteria of success. *Int. J. Oral Maxillofac. Impl.* **1**:11–25.

Albrektsson, T., Eriksson, A.R., Friberg, B., Lekholm, U., Lindahl, L., Nevins, M., Oikarinen, V., Roos, J., Sennerby, L. & Åstrand, P. (1993) Histologic investigations on 33 retrieved Nobrelpharma implants. *Clin. Mat.* **122**:1–9.

Arvidson, K., Bystedt, H., Frykholm, A., von Konow, L. & Lothigius, E. (1998) Five-year prospective follow-up report of the Astra Tech Dental Implants System in the treatment of edentulous mandibles. *Clin. Oral Impl. Res.* **9**:225–234.

Boyne, P.J. & James, R.A. (1980) Grafting of the maxillary sinus floor with autogenous marrow and bone. *J. Oral Surg.* **38**:613–616.

Breine, U. & Brånemark, P.-I. Reconstuction of alveolar jaw bone. (1988) An experimental and clinical study of immediate and performed autologous bone grafts in combination with osseointegrated implants. *Scand. J. Plast. Reconstr. Surg.* **14**:23–48.

Buser, D., Schenk, R.K., Steinmann, S., Fiorellini, J.P., Fox, C.H. & Stich, H. (1991) Influence of surface characteristics on bone integration of titanium implants. A histomorphometric study in miniature. *J. Biomed. Mater. Res.* **25**:889–902.

Donovan, M.G., Dickerson, N.C., Hanson, L.J. & Gustafson, R.B. (1994) Maxillary and mandibular reconstruction using calvarial bone grafts and Brånemark implants. *J. Oral Maxillofac. Surg.* **52**:588–594.

Goldberg, V.M., Stevenson, S., Feighan, J. & Davy, D. (1995) Biology of grit-blasted titanium alloy implants. *Clin. Orthop. Rel. Res.* **319**:122–129.

Gordh, M. (1998) Survival of onlay bone grafts. A study in the adult rat. Thesis, Lund University.

Gotfredsen, K., Wennerberg, A., Johanson, C., Teil-Skovgaard, L. & Hjørting-Hansen, E. (1995) Anchorage of TiO_2-blasted, HA-coated, and machined implants: An experimental study with rabbit. *J. Biomed. Mater. Res.* **29**:1223–1231.

Hall, H.D. & McKenna, S.J. (1991) Bone graft of the maxillary sinus floor for Brånemark implants: A preliminary report. In: *Oral and Maxillofacial Surgery Clinics* (Eds. Worthington, P. & Breine, O.R.) Saunders: Philadelphia, pp. 869–873.

Henry, P., Laney, W., Jemt, T., Haris, D., Krogh, P., Polizzi, G., Zarb, G. & Herrmann, I. (1996) Osseointegrated implants for single-tooth replacement: A prospective 5-year multicenter study. *Int. J. Oral Maxillofac. Impl.* **11**:450–455.

Isaksson, S. & Alberius, P. (1992) Maxillary alveolar ridge augmentation with onlay bone-grafts and immediate endosseous implants. *J. Craniomaxillofac. Surg.* **20**:2–7.

Isaksson, S., Ekfeldt, A., Alberius, P. & Blomqvist, J.E. (1993) Early results from reconstruction of severely atrophic (class VI) maxillas by immediate endosseous implants in conjunction with bone grafting and Le Fort I osteotomy. *J. Oral Maxillofac. Surg.* **22**:144–148.

Jensen, O.T. & Sennerby, L. (1998) Histologic analysis of clinically retrieved titanium microimplants placed in conjunction with maxillary sinus floor augmentation. *Int. J. Oral Maxillofac. Impl.* **13**:513–521.

Jensen, J., Krantz Simonsen, E. & Sindet-Pedersen, S. (1990) Reconstruction of the severely resorbed maxilla with bone grafting and osseointegrated implants: A preliminary report. *J. Oral Maxillofac. Surg.* **48**:27–32.

Jensen, O.T., Perkins, S. & Van de Water, F.W. (1992) Nasal fossa and maxillary sinus grafting of implants from a palatal approach: Report of a case. *J. Oral Maxillofac. Surg.* **50**:415–418.

Kahnberg, K.-E., Nystrom, E. & Bartholdsson, L. (1989) Combined use of bone grafts and Brånemark fixtures in the treatment of severely resorbed maxillae. *Int. J. Maxillofac. Implants* **4**:297–304.

Kahnberg, K.-E., Nilsson, P. & Rasmusson, L. (1999) Le Fort I Osteotomy with Interpositional Bone Grafts and Implants for Rehabilitation of the Severely Resorbed Maxilla: A 2-Stage Procedure. *Int. J. Oral Maxillofac. Implants* **14**:571–578.

Keller, E.E. (1992) The maxillary interpositional composite graft (LeFort I Osteotomy with interpositional autogenous iliac bone graft and titanium endosseous implants). In: *Advanced Osseointegration Surgery: Applications in the Maxillofacial Region.* (Eds. Worthington, P. & Brånemark, P.I.) Quintessence, Chicago, Illinois, p. 162.

Kent, J.N. & Block, M.S. (1989) Simultaneous maxillary sinus floor bone grafting and placement of hydoxyapatite-coated implants. *J. Oral Maxillofac. Surg.* **47**:238–242.

Lekholm, U., van Steenberghe, D., Herrmann, I., Bolender, C., Folmer, T., Gunne, J., Henry, P., Higuchi, K., Laney, W.R. & Lindén, U. (1994) Osseointegrated implants in the treatment of partially edentulous jaws. A prospective 5-year multicenter study. *Int. J. Oral Maxillofac. Implants* **9**:627–635.

Lew, D., Marino, A.A., Startzell, J.M. & Keller, J.C. (1994) A comparative study of osseointegration of titanium implants in corticocancellous block and corticocancellous chip grafts in canine ileum. *J. Oral Maxillofac. Surg.* **52**:952–958.

Linder, L., Obrant, K. & Boivin, G. (1989) Osseointegration of metallic implants. II. Transmission electron microscopy in the rabbit. *Acta Orthop. Scand.* **60**:35–139.

Makkonen, T.A., Holmberg, S., Niemi, L., Olsson, C., Tammisalo, T. & Peltola, J.A. (1997) 5-year prospective clinical study of Astra Tech dental implants supporting fixed bridges or overdentures in the edentulous mandible. *Clin. Oral Impl. Res.* **8**:469–475.

Meredith, N., Cawley, P. & Alleyne, D. (1996a) Quantitative determination of the stability of the implant/tissue interface using Resonance Frequency Analysis. *Clin. Oral Impl. Res.* **7**:261–267.

Meredith, N., Rasmusson, L., Sennerby, L. & Alleyne, D. (1996b) Mapping implant stability by resonance frequency analysis. *Med. Sci. Res.* **24**:191–193.

Misch, C.E. (1987) Maxillary sinus augmentation for endosteal implants: Organized alternative treatment plans. *Int. J. Oral Implantology* **4**:49–58.

Moy, P.K., Lundgren, S. & Holmes, RE. (1993) Maxillary sinus augmentation: histomorphometric analysis of graft materials for maxillary sinus floor augmentation. *J. Oral Maxillofac. Surg.* **51**:857–862.

Nanci, A., McCarthy, G.F., Zalzal, S., Clokie, C.M.L., Warshawsky, H. & McKee, M.D. (1994) Tissue response to titanium implants in the rat tibia: ultrastructural, immunocytochemical and lectin-cytochemical characterization of the bone-titanium interface. *Cells and Materials* **4**:1–30.

Neukam, F.W., Scheller, H. & Günay, H. (1989) Experimentelle und klinische Untersuchungen zur Auflagerungsosteoplastik in Kombination mit enossalen Implantaten. *Z. Zahnärztl. Implantol.* **5**:235–241.

Nyström, E., Kahnberg, K.-E. & Gunne, J. (1993) Bone grafts and Brånemark implants in the treatment of the severely resorbed maxilla: A 2-year longitudinal study. *Int. J. Oral Maxillofac. Implants* **8**:45–53.

Nyström, E., Kahnberg, K.-E. & Albrektsson, T. (1993) Treatment of the Severely Resorbed Maxillae With Bone Graft and Titanium Implants: Histologic Review of Autopsy Specimens. *Int. J. Oral Maxillofac. Implants* **8**:167–172.

O'Sullivan, D., Sennerby, L. & Meredith, N. (2000) Measurements comparing the initial stability of five designs of dental implants: a human cadaver study. *Clin. Implant Dent. Relat. Res.* **2**:85–92.

Pinholt, E.M., Haanaes, H.R., Roervik, M., Donath, K. & Bang, G. (1992) Alveolar ridge augmentation by osteoinductive materials in goats. *Scand. J. Dent. Res.* **100**:361–365.

Piatelli, A., Degidi, M., Marchetti, C. & Scarano, A. (1997) Histologic analysis of the interface of a titanium implant retrieved from a non-vascularized mandibular block graft after a 10-month loading period. *Int. J. Oral Maxillofac. Impl.* **12**:840–843.

Rasmusson, L., Meredith, N., Kahnberg, K.-E. & Sennerby, L. (1998) Stability assessments and histology of titanium implants placed simultaneously with autogenous onaly bone in the rabbit tibia. *Int. J. Oral Maxillofac. Surg.* **27**:229–235.

Rasmusson, L., Meredith, N., Kahnberg, K.-E. & Sennerby, L. (1999) Effects of barrier membranes on bone resorption and implant stability in onlay bone grafts. An experimental study. *Clin. Oral Impl. Res.* **10**:267–277.

Rasmusson, L., Stegersjö, G., Kahnberg, K.-E. & Sennerby, L. (1999) Implant Stability Measurements Using Resonance Frequency Analysis in the Grafted Maxilla: A Cross-Sectional Pilot Study. *Clin. Impl. Dent. Relat. Res.* **1**:70–74.

Rasmusson, L., Meredith, N., Cho, I.H. & Sennerby, L. (1999) The influence of simultaneous vs delayed placement on the stability of titanium implants in onlay bone grafts. A histologic and biomechanic study in the rabbit. *Int. J. Oral Maxillofac. Surg.* **28**:224–231.

Rosen, P., Summers, R., Mellado, J.R., Salkin, L.M., Shanaman, R.H., Marks, H. M. & Fugazotto, P.A. (1999) The bone-added osteotome sinus floor elevation technique: multicenter retrospective report of consecutively treated patients. *Int. J. Oral Maxillofac. Surg.* **14**:853–858.

Sailer, H.F. (1989) A new method of inserting endosseous implants in totally atrophic maxillae. *J. Craniomaxillofac. Surg.* **17**:299–305.

Sennerby, L., Thomsen, P. & Ericson, L.E. (1992) A biomechanical and morphometric comparison of titanium implants inserted in rabbit cortical and cancellous bone in rabbits. *Int. J. Oral Maxillofac. Implants* **7**:62–71.

Sennerby, L., Thomsen, P. & Ericson, L.E. (1993) Early response to titanium implants inserted in rabbit in cortical bone. Part I: Light microscopic observations. *J. Mater. Sci. Mater. Med.* **4**:240–250.

Shirota, T., Ohno, K., Michi, K.-I. & Tachikawa, T. (1991) An experimental study of healing around hydroxyapatite implants installed with autogenous iliac bone grafts for jaw reconstruction. *J. Oral Maxillofac. Surg.* **49**:1310–1315.

Smith, J.D. & Abrahamson, M. (1974) Membranous vs enchondral bone autografts. *Arch Otolaryngol.* **99**:203–207.

Wennerberg, A. (1996) *On surface roughness and implant incorporation.* Thesis, Göteborg University, Göteborg, Sweden.

Zellin, G. (1988) Growth factors and bone regeneration. Implications of barrier membranes. *Swed. Dent. J.* **Suppl 129**, pp. 7–65.

更进一步的阅读文献

Åhrén, S. & Kahnberg, K.-E. (2001) The Adaptation of Implant-Supported Superstructures to the Alveolar Crest: A Follow-Up of 49 Cases. *Implant Dent.* **10**:172–177.

Albrektsson, T. (1981) A microangiographic representation of the microvascular system in bone tissue. A vital microscopic evaluation in the rabbit. *Clin. Orthop. Rel. Res.* **159**:268–275.

Albrektsson, T. (1981) Ischaemia and bone graft. *Scand. J. Plast. Reconstr. Surg.* **19** (suppl 16):21–24.

Albrektsson, T. & Lindner, L. (1981) A method of short and long term in vivo study of the bone implant interface. *Clin. Orthop. Rel. Res.* **159**:251–255.

Albrektsson, T. & Lindner, L. (1981) Intravital, long-term followup of autologous experimental bone grafts. *Archiv. Orthop. Traumat. Surg.* **98**:189–193.

Bell, C.S., Thrash, W.J. & Zysset, H.K. (1986) Incidence of maxillary sinusitis following LeFort I Osteotomy. *J. Oral Maxillofac. Surg.* **44**:100–103.

Burchardt, H. & Enneking, W.F. (1978) Transplantation of bone. *Surg. Clin. North Am.* **58**:403–427.

Burchardt, H. (1983) Biology of cortical bone graft incorporation. In: *Osteochondral Allografts – Biology, Banking and Clinical Applications.* (Eds. Friedlander, H. & Mankin, H.) Little Brown & Co. Boston, MA, USA, pp. 51–57.

Cawood, J.I. & Howell, RA. (1990) Reconstructive preprosthetic surgery. Anatomical considerations. *Int. J. Oral Maxillofac. Surg.* **20**:75–82.

Cawood, J.I., Stoelinga, P.J.W. & Brouns, J.J.A. (1994) Reconstruction of a severely resorbed (Class VI) maxilla: a two-step procedure. *Int. J. Oral Maxillofac. Surg.* **23**:219–225.

DeLacure, M.D. Physiology of bone healing and bone grafts. (1994) *Otolaryngol. Clin. North Am.* **27**:859–874.

Farrell, C.D., Kent, J.N. & Guerra, LR. (1976) One-stage interpositional bone grafting and vestibuloplasty of the atrophic maxilla. *J. Oral Surg.* **34**:901–906.

Gilbert, A. (1979) Vascularized transfer of the fibular shaft. *Int. J. Microsurg.* **1**:100–102.

Gunne, J., Nyström, E. & Kahnberg, K.-E. (1995) Bone Grafts and Implants in the Treatment of the Severely Resorbed Maxillae: A 3-Year Follow-up of the Prosthetic Restoration. *Int. J. Prosthodont.* **8**:38–45.

Hardesty, R.A. & Marsh, J.L. (1990) Craniofacial onlay bone grafting: A prospective evaluation of graft morphology, orientation, and embryonic origin. *Plast. Reconstr. Surg.* **85**:5–14.

Heiple, K.G., Chase, S.W. & Hernon, C.H. (1963) A comparative study of the healing process following different types of bone transplantation. *J. Bone Joint Surg.* **45A**:1593–1616.

Hollinger, J.O. (1993) Factors for osseous repair and delivery: Part I. *J. Craniofac. Surg.* **4**:102–108.

Hollinger, J.O. (1993) Strategies for regenerating bone of the craniofacial complex. *Bone* **14**:575–580.

Holmes, R.E. & Hagler, H.K. (1988) Porous hydroxylapatite as a bone graft substitute in maxillary augmentation. A histometric study. *J. Craniomaxillofac. Surg.* **16**:199–205.

Jensen, J., Sindet-Pedersen, S. & Oliver, A.J. (1994) Varying treatment strategies for reconstruction of maxillary atrophy with implants. Results in 98 patients. *J. Oral Maxillofac. Surg.* **52**:210–216.

Kahnberg, K.-E., Rasmusson, L. & Mohammadi, S. (1998) An experimental rabbit model for studying the healing of onlay bone grafts. *Swed. Dent. J.* **22**:15–21.

Kahnberg, K.-E., Ekestubbe, A., Gröndahl, K., Nilsson, P. & Hirsch, J.-M. (2001) Sinus lifting procedure. I. One-stage surgery with bone transplant and implants. *Clin. Oral Impl. Res.* **12**:479–487.

Keller, E.E., Van Roeckel, N.B., Desjardins, R.P. & Tolman, D.E. (1987) Prosthetic reconstruction of the severely resorbed maxilla with iliac grafting and tissue-integrated prostheses. *Int. J. Oral Maxillofac. Implants* **2**:155–165.

Keller, E.E. & Sather, A.H. (1990) Quadrangular LeFort I osteotomy: Surgical technique and review of 54 patients. *J. Oral Maxillofac. Surg.* **48**:2–11.

Keller, E.E. & Tolman, D.E. (1991) Mandibular ridge augmentation with simultaneous onlay iliac bone graft and endosseous implants: A preliminary report. *Int. J. Maxillofac. Implants* **7**:176–184.

Keller, E.E. & Triplet, W.W. (1987) Iliac bone grafting: Review of 160 consecutive cases. *J. Oral Maxillofac. Surg.* **45**:11–14.

Keller, E.E., Tolman, D.E. & Brånemark, P.I. (1992) Surgical reconstruction of advanced maxillary resorption with composite grafts (autogenous iliac bone and endosseous titanium implants). In: *Advanced Osseointegration Surgery: Applications in the Maxillofacial Region.* (Eds. Worthington, P. & Brånemark, P.I.) Quintessence, Chicago, Illinois, pp. 146–161.

Keller, E.E., Eckert, S.E. & Tolman, D.E. (1994) Maxillary antral and nasal one-stage inlay composite bone graft. Preliminary report on 30 recipient sites. *J. Oral Maxillofac. Surg.* **52**:438–448.

La Trenta, G.S., McCarthy, J.G., Breitbart, A.S., May, M. & Sissons, H.A. (1989) The role of rigid fixation in bone-graft augmentation of the craniofacial skeleton. *Plast. Reconstr. Surg.* **84**:578–588.

Lew, D., Hinkle, R.M., Unhold, G.P. et al. (1991) Reconstruction of the severely atrophic edentulous mandible by means of autogenous bone grafts and simultaneous placement of osseointegrated implants. *J. Oral Maxillofac. Surg.* **49**:228–233.

Lin, K.Y., Bartlett, S.P., Yaremchuk, M.J., Fallon, M., Grossmanet, R.F. & Whitaker, L.A. (1990) The effect of rigid fixation on the survival of onlay bone grafts: An experimental study. *Plast. Reconstr. Surg.* **86**:449–456.

Liström, R.D. & Symington, J.M. (1988) Osseointegrated dental implants in conjunction with bone grafts. *Int. J. Oral Maxillofac. Surg.* **47**:116–118.

Loukota, R.A., Isaksson, S.G., Linnér, E.L.J. & Blomqvist, J.E. (1992) A technique for inserting endosseous implants in the atrophic maxilla in a single stage procedure. *Br. J. Oral Maxillofac. Surg.* **30**:46–49.

Lozada, J.L., Emanuelli, S., James, R.A., Boskovic, M. & Lindsted, K. (1993) Implants placed in subanthral grafted sites. *J. Calif. Dent. Assoc.* **21**:31–35.

Lozano, A.J., Cestero, H.J. & Salyer, K.E. (1976) The early revascularisation of onlay bone grafts. *Plast. Reconstr. Surg.* **58**:302–305.

Lyberg, T. & Olstad, O.A. (1991) The vascularized fibular flap for mandibular reconstruction. *J. Craniomaxillofac. Surg.* **19**:113–118.

Marx, R.E. & Morales, M.J. (1988) Morbidity from bone harvested in major jaw reconstruction. A randomized trial comparing the lateral anterior and posterior approaches to the ilium. *J. Oral Maxillofac. Surg.* **48**:196–203.

Mohammadi, S., Rasmusson, L., Göransson, L., Sennerby, L., Thomsen, P. & Kahnberg, K.-E. (2000) Healing of titanium implants in onlay bone grafts: an experimental rabbit model. *J. Mater. Sci. Mater. Med.* **11**:83–89.

Nyström, E., Legrell, P.E., Forssell, Å. & Kahnberg, K.-E. (1995) Combined use of bone grafts and implants in the severely resorbed maxilla. Postoperative evaluation by computed tomography. *Int. J. Oral Maxillofac. Surg.* **24**:20–25.

Nyström, E., Ahlqvist, J., Kahnberg, K.-E. & Rosenquist, J.B. (1996) Autogenous onlay bone grafts fixed with screw implants for the treatment of severely resorbed maxillae. Radiographic evaluation of preoperative bone dimensions, postoperative bone loss, and changes in soft-tissue profile. *Int. J. Oral Maxillofac. Surg.* **25**:351–359.

Nyström, E., Ahlqvist, J., Legrell, P.E. & Kahnberg, K.-E. (2002) Bone graft remodelling and implant success rate in the treatment of the severely resorbed maxilla: a 5-year longitudinal study. *Int. J. Oral Maxillofac. Surg.* **31**:158–164.

Nyström, E., Ahlqvist, J. & Kahnberg, K.-E. (in publication) 10-year Follow-up of Onlay Bone Grafts and Implants in Severely Resorbed Maxillae.

Quiney, R.E., Brimble, E. & Hodge, M. (1990) Maxillary sinusitis from dental osseointegrated implants. *J. Laryngol. Otol.* **104**:333–334.

Raghoebar, G.M., Brouwer, T.J., Reintsema, H. & Van Oort, R.P. (1993) Augmentation of the maxillary sinus floor with autogenous bone for the placement of endosseous implants. *J. Oral Maxillofac. Surg.* **51**:1198–1203.

Rasmusson, L., Kahnberg, K.-E. & Tan, A. (2001) Effect of implant design and surface on bone regeneration and implant stability: an experimental study in the dog mandible. *Clin. Impl. Dent. Relat. Res.* **3**:2–8.

Riediger, D. (1988) Restoration of masticatory function by microsurgically revascularized iliac crest bone grafts using endosseous implants. *Plast. Reconstr. Surg.* **81**:861–876.

Salata, L.Z., Rasmusson, L. & Kahnberg, K.-E. (2002) Effects of a mechanical barrier on the integration of cortical onlay bone grafts placed simultaneously with endosseous implant. *Clin. Impl. Dent. Relat. Res.* **4**:60–68.

Serra, J.M., Paloma, V., Mesa, F. & Ballesteros, A. (1991) The vascularized fibula graft in mandibular reconstruction. *J. Oral Maxillofac. Surg.* **49**:244–250.

Sindet-Pedersen, S. & Enemark, H. (1990) Reconstruction of alveolar clefts with mandibular or iliac crest bone grafts. A comparative study. *J. Oral Maxillofac. Surg.* **48**:554–558.

Small, S.A., Zinner, I.D., Panno, F.V., Shapiro, H.J. & Stein, J.I. (1993) Augmenting the maxillary sinus for implants: Report of 27 patients. *Int. J. Oral Maxillofac. Implants* **8**:523–528.

Smiler, D.G. & Holmes, R.E. (1987) Sinus lift procedure using porous hydroxyapatite: A preliminary clinical report. *J. Oral Implantol.* **13**:239–253.

Smiler, D.G., Johnson, P.W., Loyada, J.L., Misch, C., Rosenlicht, J.L., Tatum, O.H. Jr & Wagner, J.R. (1992) Sinus lift grafts and endosseous implants. Treatment of the atrophic posterior maxilla. *Dent. Clin. North Am.* **36**:151–186.

Stevenson, S., Emery, S.E. & Goldberg, V.M. (1996) Factors affecting bone graft incorporation. *Clin. Orthop. Rel. Res.* **324**:66–74.

Tatum, H. Jr (1986) Maxillary and sinus implant reconstruction. *Dent. Clin. North Am.* **30**:207–229.

Tidwell, J.K., Blijdorp, P.A., Stoelinga, W. *et al.* (1992) Composite grafting of the maxillary sinus for placement of endosteal implants. A preliminary report of 48 patients. *Int. J. Oral Maxillofac. Surg.* **21**:204–209.

Ueda, M. & Kaneda, T. (1992) Maxillary sinusitis caused by dental implants. Report of two cases. *J. Oral Maxillofac. Surg.* **50**:285–287.

Wood, R.M. & Moore, D.L. (1988) Grafting of the maxillary sinus with intraorally harvested autogenous bone prior to implant placement. *Int. J. Oral Maxillofac. Implants* **3**:209–213.

Yaszemski, M.J., Payne, R.G., Hayes, W.C., Langer, R. & Mikos, A.G. (1996) Evolution of bone transplantation: Molecular, cellular and tissue strategies to engineer human bone. *Biomaterials* **17**:175–185.